走進孩子的孤獨世界

瞭解自閉症的第一步

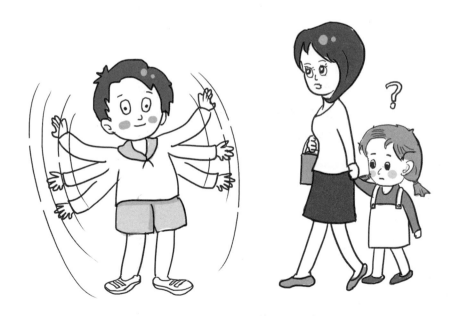

賈美香、白雅君 ◎著

目錄

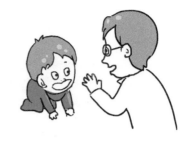

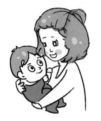
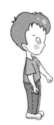
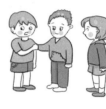

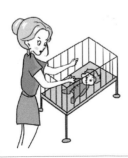

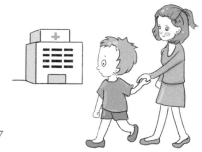

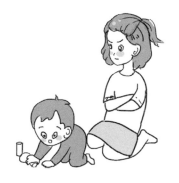
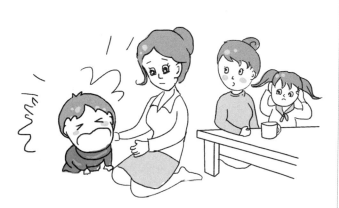

自閉症，也稱孤獨症，是一種由於神經系統失調而導致的廣泛性發育障礙。2007年12月24日聯合國大會通過決議，自2008年起，將每年的4月2日定為「世界自閉症日」，這個決議向全世界與自閉症相關的組織共同發出一個聲音，抗擊這一可怕的疾病。目前醫學界對自閉症的確切病因尚無定論，也沒有理想的藥物可以治癒，主要依靠早期的干預訓練。

家庭是孩子的第一所學校，父母是孩子的第一任教師，孩子最初的經驗來源於家庭，兒童的社會發展首先是從家庭開始的，因此家長在自閉症兒童康復的道路上，扮演著至關重要的角色。家長不僅應該掌握自閉症的第一手資料，還應該掌握科學的教育方法，在依託家人、學校和社會進行教育的同時，自身更應該強大起來，不斷通過學習和摸索，提升自己幫助孩子康復的能力，從而促進孩子持久地發展。

本書旨在幫助家長全面瞭解與自閉症兒童康復有關的知識和技能，注重理論與實務操作相結合，全書共分為五個篇章：

CH1：介紹自閉症的信號，讓家長對自閉症有初步的印象；

CH2：認識自閉症，讓家長真正瞭解什麼是自閉症；

CH3：介紹自閉症的檢查與診斷，讓家長瞭解自閉症的檢查與診斷常識；

CH4：介紹自閉症孩子診斷後的康復訓練及訓練方法；

CH5：介紹家人、學校和社會對自閉症孩子的支援，分擔自閉症家庭的困難，尋求多方支持與幫助。

本書適合自閉症兒童的家長、從事自閉症教育、教學的工作者及關注自閉症人群的各界人士，期能對關注自閉症患者的家長及相關工作者有所協助。

CH1

自閉症的信號

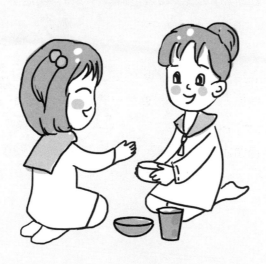

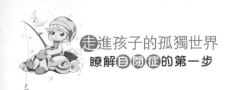
① 嬰幼兒時期

嬰幼兒時期的表現比較明顯，家長一定要注意觀察哦！

❶ 出生後3~4個月仍不會注視人臉微笑，逗他時表情反應較少。

❷ 6個月時還沒有明顯的快樂情緒。

❸ 12個月時聽力不存在問題，但呼喚其名字卻不予理睬。

❹ 16個月時還不會說任何單詞。

❺ 18個月時不會用手指點東西。

❻ 18個月時目光不會跟隨他人的指點看東西，不會玩假扮類遊戲。

❼ 對小朋友不感興趣，看見會躲避。

❽ 喜歡反復做同一個動作，例如反復玩手、看手、拍打等。

❾ 有明顯的偏食情況。

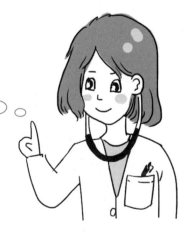

嬰幼兒時期的表現比較明顯，家長一定要注意觀察哦！

② 兒童時期

小學時期的表現更為明顯，家長一定要認真對待！

❶ 表情變化少，與人講話時很少對視。

❷ 不會關心周圍的人，在群體環境中容易被孤立。

❸ 看不懂他人的表情，無法理解開玩笑的意思。

❹ 不擅長與同齡小朋友進行對話。

❺ 手部刻板動作多，如不停地玩手、敲打物品。

❻ 極端挑食。

❼ 對於特定事物和場所等，固執地堅持自己的規則。

❽ 擺放物品要有固定位置、做事情固有的計畫不輕易改變、看慣了的景色等一旦發生變化，孩子就會緊張。

❾ 有的孩子可伴隨癲癇發作。

❿ 反復做特定的動作。

⓫ 感覺敏銳，尤其對光線、聲音、皮膚接觸敏感。

⓬ 不擅長理解指令性的要求和安排自己的時間。

⓭ 部分孩子缺乏陌生感及危險意識。

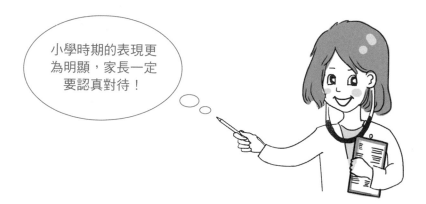

小學時期的表現更為明顯，家長一定要認真對待！

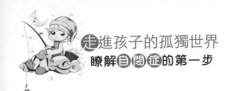
③ 自閉症理解度檢測

問題 1

Q：自閉症是一種廣泛性發育障礙嗎？　A：□是　□否

問題 2

Q：自閉症與成長的環境有關係嗎？　A：□是　□否

問題 3

Q：自閉症與家長的撫養方式和愛的程度有關係嗎？　A：□是　□否

問題 4

Q：男孩與女孩在患自閉症的比率上有差別嗎？　A：□是　□否

問題 5

Q：自閉症在兒童精神殘疾中是否佔有較高的比例？　A：□是　□否

問題 6

Q：亞斯伯格症是自閉症嗎？　A：□是　□否

問題 7

Q：自閉症患者都會伴有耳聾嗎？　A：□是　□否

問題 8

Q：自閉症能夠治好嗎？　A：□是　□否

問題 9

Q：患有自閉症就沒法工作了嗎？　A：□是　□否

答案：1是，2否，3否，4是，5是，6是，7否，8否，9否

CH2

認識自閉症

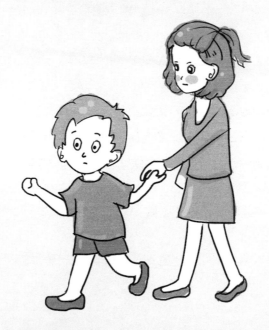

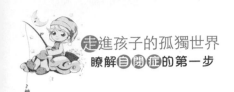

① 自閉症概述

■自閉症的定義

> 我們一起來看看什麼是自閉症！

自閉症又稱「孤獨症」，是指由於神經系統發育障礙，導致孩子在語言、社會交往、行為表現等多方面出現的問題，是孤獨症譜系障礙中最具代表性的疾病之一。

> 如何理解譜系障礙？

1.在多種場合下，社交交流和社交互動方面存在持續性的缺陷，表現為目前或曾出現的下列情況（以下為示範性舉例，而非全部情況）：

a.在社交互動中使用非語言交流行為的缺陷。例如，在理解與使用手勢方面的缺陷，到面部表情和非語言交流的完全缺乏；或在語言和非語言交流的整合困難，到異常的身體語言和眼神接觸。

b.社交情感互動中的缺陷。例如，從不能正常地來回對話和異常的社交接觸，到分享情緒、興趣或情感的減少，到不能啟動或對社交互動做出回應。

c.發展維持和理解維持以及理解人際關係的缺陷。例如，從難以調整自己的行為以適應各種社交情境的困難，到難以分享想像的遊戲或交友的困難，到對同伴缺乏興趣。

而自閉症孩子的嚴重程度是基於社交交流和受限的重複性行為來分類的，詳見表2-1。

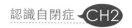

表2-1：自閉症孩子的嚴重程度

嚴重程度	社交交流	受限的重複性行為
需要非常多的支援	在語言及非語言社交交流技能方面嚴重缺陷，導致功能上的嚴重損害，極少啟動社交互動，對來自他人的社交示意反應很少，如個體只能說出幾個可被理解的字，很少啟動社交互動，當與人互動時會產生不正常行為去滿足其社交需求，並僅對非常直接的社交舉動作出反應	行為缺乏靈活性，應對改變極其困難，或其他重複性、局限的行為顯著影響其各方面功能。改變注意力或行動存在難度
需要多的支援	在語言及非語言社交交流技能方面顯著缺陷；即便有支持，仍存在明顯社交損害；啟動社交互動有限；對他人社交示意反應異常或較少。如個體只能說幾個簡單的句子，互動則局限在非常狹窄的特定興趣方面，並有顯著且奇怪的非語言交流	行為缺乏靈活性，應對改變困難，或其他重複性、局限的行為，普通觀察者可明顯看出，並影響其不同情況下的功能。改變注意力或行動存在難度
需要支援	在無支援的情況下，社交交流方面的缺陷造成可觀察到的損害。啟動社交互動存在困難，是對他人社交示意的非典型或不成功反映的明顯例子，可表現為對社交互動興趣減少。如個體能講出完整的句子和參與社會交流，但與他人的往來對話是失敗的，他們試圖交友的努力通常是不成功的	缺乏靈活性的行為很明顯地影響了一個或多個情境下的功能，難以轉換不同的活動。組織和計畫的困難妨礙了其獨立性

2.受限的，重複的行為模式、興趣或活動，表現為目前的或曾經的下列情況（以下為示範性舉例，而非全部情況）：

a.刻板或重複的軀體運動，使用物體或言語，例如，簡單的軀體刻板運動，擺放玩具或翻轉物體，模仿言語，特殊短語。

b.高度受限的固定興趣，其強度和專注度方面是異常的，例如，對不尋常物體的強烈依戀或佔有觀念，過度的局限或持續的興趣。

c.堅持相同性，缺乏彈性地堅持常規或儀式化語言或非語言的行為模

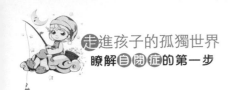
式，例如，對微小的改變極端痛苦，難以轉變，儀式化的問候，僵化的思維模式，需要走相同的路線，或每天食用相同的食物。

　　d.對感覺輸入的過度反應或反應不足，或對環境的感受有不尋常的興趣，例如，對溫度、疼痛的感覺麻木，對特定的聲音或質地有不良反應，對物體過度的嗅或觸摸，對運動物體或光線的凝視。

　　3.症狀必須存在於發育早期（但直到社交需求超過他的有限能力時，缺陷才可能完全表現出來，也可能被後天學會的策略所掩蓋。

　　4.這些症狀導致社交、工作或目前其他重要功能方面有臨床意義的損害。

　　5.智力障礙和自閉症譜系障礙常同時顯現，此類症狀不能用全面發育遲緩或智力發育障礙進行解釋。作出自閉症譜系障礙和智力障礙的合併診斷時，其社交交流會低於預期的總體發育水準。

■ 自閉症的行為表現

1. 不擅長表達自己的情感

　　自閉症孩子對別人叫自己的名字很少有反應，與別人缺乏目光對視，幾乎不去迎合他人的視線，這並不是故意的無視，而是由於他們無法很好地理解對方話語的意思和意圖，從而無法做出合適的回應，且自閉症孩子不擅長表達自己的情感和想望。（如圖2-1所示）

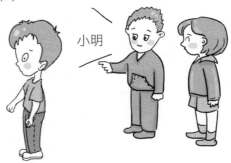

小明

圖2-1 自閉症孩子對別人叫自己的名字很少有反應

2. 很少有依戀行為

　　一般的嬰兒在出生後很快就會表現出對人臉的興趣，會盯著自己面前的親人看，也會用目光去追尋。出生幾個月後，就會在人的視線前方注意到那人關注的物體，對方笑的時候，自己的臉上也會浮現出笑容。

　　嬰兒尤其是對哺乳自己、在身邊照顧自己的媽媽和保姆有特別的依賴，一旦看不到她們的身影，就會用哭聲來叫她們，這被稱作依戀行為。本能地去讀懂人的表情和心理活動，認定媽媽和保姆是和自己最親密的人，對陌生的人會認生，這種能力是人類社會不可或缺的交流基礎，但在自閉症孩子身上很少看到依戀行為。當自閉症孩子開始牙牙學語、學會走路的時候，他不跟在母親身後，而是喜歡一個人獨處。對周圍人的興趣較少，從嬰幼兒時期很少有依戀行為就能體現出來。（如圖2-2所示）

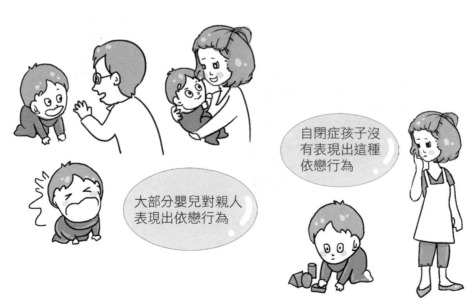

圖2-2 孩子對親人沒有依戀行為

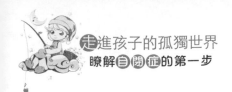
3. 被叫到名字也不會有回應

　　自閉症孩子被叫到名字時，很少會自然地答應、回頭，即使是離他最近的媽媽叫他，他也經常表現出沒有反應。並且，自閉症孩子有一個特徵：即使盯著他看，他也不會和你保持目光對視，這並不是故意的無視，而是因為自閉症孩子對別人的這些行為不感興趣，無法理解互相叫名字、打招呼、互相微笑、看著人和用手指著一樣東西然後感興趣地看過去等社交行為。不回應可以理解為他與叫他名字的人無法建立起聯繫。（如圖2-3所示）

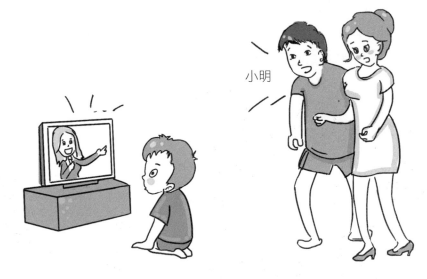

小明

圖2-3 沒有被叫到名字的意識

4. 不怎麼會說話

　　語言發育遲緩是自閉症孩子最鮮明的特徵，雖然語言的發展因人而異，但是通常情況下，孩子開始說話是在一歲半左右。「我喝水、我吃飯」等類似詞語，一般過了兩歲就會說了，然而，自閉症孩子卻做不到，有些孩子到了三歲也不太說話，也可能只會說一兩句，且語言量並不會逐漸增加。

　　為什麼自閉症孩子會表現出語言發育遲緩呢？這和自閉症孩子對人不感興趣、不想和人溝通存在很大關係。普通孩子為了和周圍的人交流，會很注意地去聽人說話並理解它，但是自閉症孩子由於沒有想和周圍的人接觸的願望，所以不會有存在去記住某些話語的欲望。（如圖2-4所示）

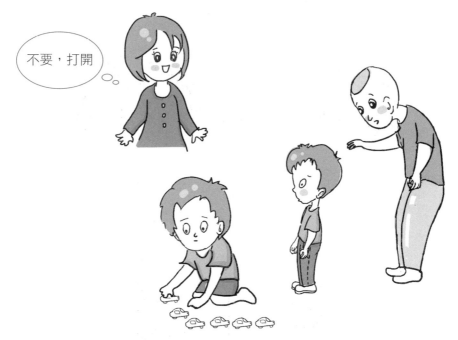

圖2-4　自閉症孩子對人不感興趣

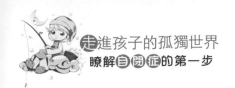

5. 鸚鵡學舌

　　自閉症孩子會反復重複他人向他提出的問題，例如，當有人對他說「要盪鞦韆嗎？」，孩子就會重複「要盪鞦韆嗎？」；當有人跟他說「請回去吧」的時候，他也會回答「請回去吧」，除此之外，也會有重複電視廣告裡短語的情況。然而，這並不是代表他理解了短語的意思，僅僅是他重複著自己所聽到的語句而已。不可否認的是，在自閉症孩子當中，有些對聲音的感覺比一般孩子對聲音的感覺要敏銳很多。可即使是這樣的孩子，也很少會理解人們語言中所要傳達的資訊。（如圖2-5所示）

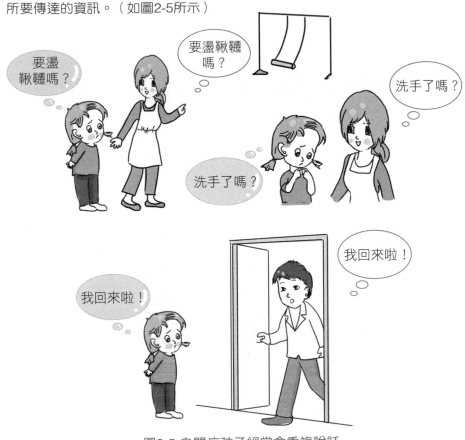

圖2-5 自閉症孩子經常會重複說話

6. 起重機現象

　　普通孩子想讓家長幫自己忙時，通常會說「我想喝水」、「我想要那個玩具」等類似語言，或用手指出想要的物品，因為這些孩子知道，如果不表述清楚，家長就不能理解自己的需求。但大部分自閉症孩子並沒有向別人傳達自己的思想、讓對方理解自己要傳達的資訊、尋求說明等想法，通常他們會拉著家長的手走到他想要的物品那裡，將家長的手舉到目標處，他們很少會有看著家長的臉，等待家長確認同意的表情動作，這給人感覺是在命令家長用手去幫助自己得到物品，此一行為被稱作是「起重機現象」，即孩子用自己的手抬起家長的手，就像起重機的臂一樣。有些說話比較晚的自閉症孩子，不會用語言和指示等手段表達想法，而是用專門的「起重機現象」來表達自己的需求。（如圖2-6所示）

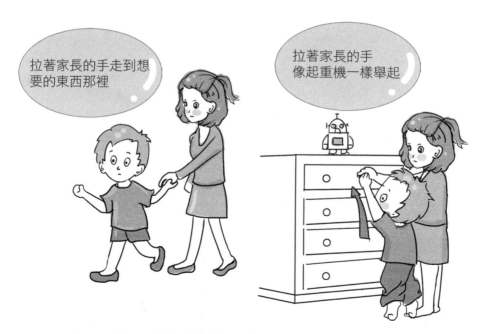

拉著家長的手走到想要的東西那裡

拉著家長的手像起重機一樣舉起

圖2-6 自閉症孩子像起重機一樣拉著家長的手

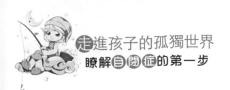
7. 刻板行為

　　同樣動作反復做的「刻板行為」，也是自閉症孩子經常表現出的特徵。他們會不停地擺動手，像陀螺一樣不停地轉、一直蹦跳、門開了又關上等，也有強烈專注於某些物品（如小汽車、企業標語等的物體或資訊）並熱心收集的孩子，這種專注也是自閉症孩子的特徵。

　　為什麼自閉症孩子很多會有重複動作我們尚不得知，有人認為他們埋頭於這種行為中，會讓不安的情緒平靜下來，也有人認為這種缺少變化的事物會給自閉症孩子帶來安全感。

　　對於自閉症孩子的「刻板行為」家長常束手無策，然後拼命去糾正，希望他們能和普通孩子一樣，不會遭受他人怪異的眼光。殊不知，對這些反常舉動拼命去制止，往往適得其反。

　　作為家長心中一定會疑惑，孩子為什麼不接受正確的引導？而孩子們其實也很委屈，他們並不是有意為之，同時他們也聽不懂大人的訓誡，無法控制自己的行為，這一切只是他們表達情緒和想法的方式，因此家長們要儘量去接受和理解孩子。（如圖2-7所示）

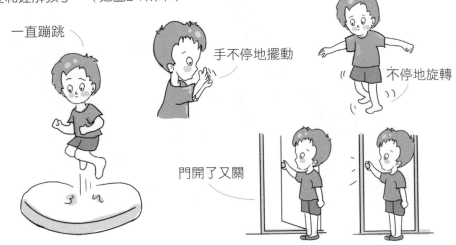

一直蹦跳　　　　手不停地擺動　　　　不停地旋轉

門開了又關

圖2-7　自閉症孩子反覆做同一件事

8. 對聲音過於敏感

　　自閉症孩子對聲音特別敏感。對普通人來說很平常的聲音，也許會給自閉症孩子帶來強烈的恐懼和緊張，這時，他們會有雙手捂住耳朵哭出聲來等行為。他們不擅長忍受的聲音，如救護車的鳴笛聲、吸塵器的聲音、斥責聲、嬰兒的哭聲和鞭炮的聲音等。

　　有的孩子討厭普通人所喜歡的鋼琴聲，也有的孩子能夠忍受對一般人來說不舒服的聲音，例如用指甲刮玻璃、摩擦黑板等聲音，這可能是因為自閉症孩子聽聲音的某些頻率和普通人的感受有所不同。同時，自閉症孩子被認為存在著選擇性注意聽力障礙，即無法從各種噪音和雜音中分辨出自己所需要的聲音，例如自閉症孩子進入人群中，聽到的聲音全部是人的說話聲，因此會產生慌張的情緒。（如圖2-8所示）

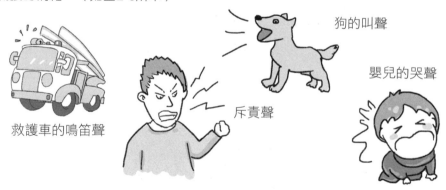

狗的叫聲

嬰兒的哭聲

斥責聲

救護車的鳴笛聲

選擇性注意力障礙，無法分辨出自己需要的聲音

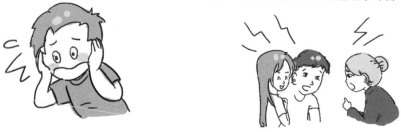

圖2-8 自閉症孩子對聲音過於敏感

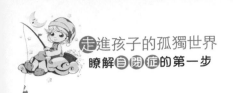

9. 和普通人看東西的方式有所不同，且皮膚很敏感

　　自閉症孩子看東西的方式有自身的特點，比如他們一會兒湊到物體上觀察，一會兒又用手遮住眼睛從指縫中看，一會兒斜眼凝視，這一行為被認為與自閉症獨有的視覺特點有關。有些孩子對透過樹葉間的陽光、忽亮忽滅的光、水面上閃亮亮的反射光等怎樣也看不夠，但這種對光的刺激的喜歡，並不被看做是自閉症孩子獨特的視覺體現。

　　有些自閉症孩子對皮膚的感覺也過於敏感。有些孩子被摸頭、拍肩膀和後背之後就會感到不舒服，即使是被他人不小心碰到了身體，也會感到非常討厭，從而引發驚慌，這是由於他們的皮膚過於敏感所致。還有的自閉症孩子會墊著腳尖走路，這被認為是平腳站著或走路時腳心會感覺不舒服的緣故。（如圖2-9所示）

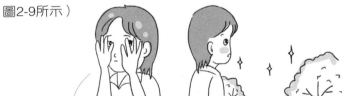

一會兒用手遮住眼睛看物體，一會兒斜眼凝視

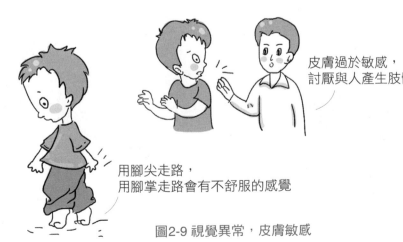

皮膚過於敏感，
討厭與人產生肢體接觸

用腳尖走路，
用腳掌走路會有不舒服的感覺

圖2-9 視覺異常，皮膚敏感

10. 對溫度和疼痛有特別的感覺

　　自閉症孩子中，會有在炎熱的夏季穿著冬天的棉衣也感覺不到熱，寒冷的冬季穿著一件T恤也感覺不到冷。這一行為雖然可解釋為孩子們無法判斷穿什麼衣服能和季節相符，然而對溫度有獨特感覺是產生這一行為真正的原因。

　　自閉症孩子對疼痛也有獨特的感覺。有的自閉症孩子感受不到蛀牙的疼，受傷了、流血了也不會產生反應，還有對溫度和疼痛等感覺遲鈍的孩子，有時他們將身體的一部分長時間靠在暖氣設施上，燙傷了也不會察覺；還有的孩子身體不停旋轉，但他們並沒感覺到頭部有不適感，這也是不正常的行為。（如圖2-10所示）

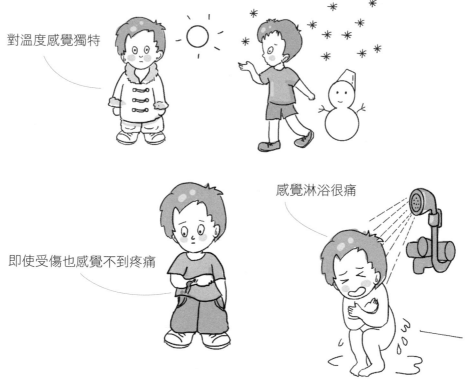

對溫度感覺獨特

即使受傷也感覺不到疼痛

感覺淋浴很痛

圖2-10 對溫度和疼痛有特別的感覺

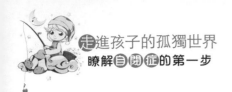
11. 對食物有微妙的感覺

在自閉症孩子中，也有味覺和嗅覺有偏差的孩子。有的孩子偏食很嚴重，無法接受青菜，能吃的東西只固定那麼幾種，或者只吃肉類，也許因為他們深信一直吃同樣的東西不會產生變化，會感到安心；也有的孩子有很微妙的特點──明明不喜歡吃橘子，卻非常喜歡吃橘子罐頭。

有的孩子對氣味的感覺很特別，對普通人來說很舒服的氣味，他們會感到難以忍受；但對普通人不能忍受的氣味，他們又表現出較大的興奮。如有的孩子專門去聞他人的腳，或他人脫下的鞋，剛剛坐過的椅子、沙發等，周圍的人不明白孩子產生這一行為的原因，就會把這看成是異常行為。有時孩子對第一次接觸到的東西會先聞一聞，確認一下是不是自己喜歡的味道，這被認為是借此減少不安和警戒心，從而平復心情。（如圖2-11所示）

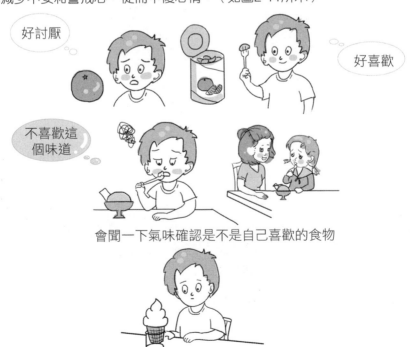

會聞一下氣味確認是不是自己喜歡的食物

圖2-11對食物有微妙的感覺

12. 不擅長理解所處環境的氛圍和察言觀色

　　自閉症孩子不擅長感受所在環境的氣氛，不會通過觀察表情來察覺對方的心情。對他人說的話只按照字面的意思來理解，無法讀懂語言所要傳遞的真正資訊。這是因為他們無法通過識別他人面部表情和說話的語氣、語調，來理解他人需要表達的情感。這也是自閉症的一個特徵。

　　自閉症孩子從一出生就對周圍人群的興趣和依賴很淡，很難讀懂他人的表情和察覺別人的心情等，因此，他們無法針對別人的心情來進行適當交流。他們不知道怎樣用正確的方式與周圍人群接觸，所以有時會存在不符合情境的言行，因此也常被誤解。他們無法理解，也不在乎自己說出這樣的話、做出這樣的事他人會怎樣看，因此，在集體生活中總是出現障礙。（如圖2-12所示）

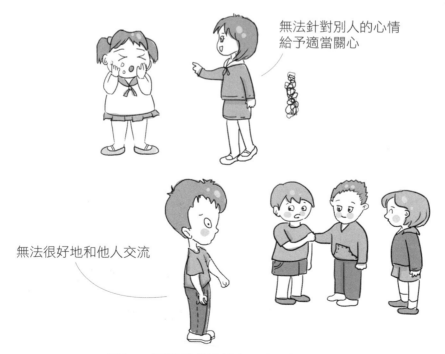

無法針對別人的心情
給予適當關心

無法很好地和他人交流

圖2-12 不擅長理解所處環境的氛圍和察言觀色

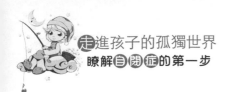
13. 不會與同齡孩子玩家家酒或模擬等遊戲

　　讀懂他人的心情對於關照他人來說十分必要，自閉症孩子由於缺乏對他人心情的觀察力，所以不能很好地通過言語、表情和動作等來推測他人的心情。

　　一般幼兒期的孩子通常著迷家家酒這類遊戲，但自閉症孩子不能很順利地進行這一遊戲，因為他們不擅長揣摩對方的心理，所以將自己假設成他人時，無法扮演出自己以外的人物，且將玩具、電車、自行車等道具看成是真實的，並不理解自己是在模擬遊戲。自閉症孩子也不怎麼會做假扮遊戲，這可能是因為在自閉症孩子看來，玩具、電車、自行車等和真正的東西是不同的。

　　在自閉孩子中，想像力強弱也存在個體差異，有少部分孩子能在一定程度上通過別人的表情來察覺出對方的心情，這樣的孩子可進行類似家家酒的模擬遊戲。（如圖2-13所示）

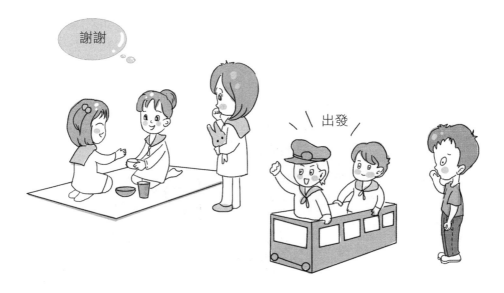

圖2-13 不會與同齡孩子玩家家酒或模擬等遊戲

14. 無法和同齡孩子一起玩

對於自閉症孩子來說，同齡孩子是最難交往的對象。

自閉症孩子不擅長應對變化著的或者無法預測的狀況。對他們來說，在日常生活中，接下來應該採取什麼行動、做出什麼反應他們並不知道，他們不知道自己與大人和比自己年幼的孩子有何不同，所以和同齡的孩子一起玩會產生很大壓力。

自閉症孩子無法很好地理解對方的心理、不能讀懂他人傳遞的資訊，不能與對方產生共鳴。所以即使是想去關心對方，也不知道該怎麼去表達。因此，對於自閉症孩子來說，交朋友是非常複雜和困難的事情。

通常正常孩子之間說話都會相互明白、孩子們很快就會成為朋友，這種想法對於自閉症孩子來說並不適用。為了讓自閉症孩子理解自己、不陷入不安和緊張情緒中，最好多關注他們，多包容和理解他們，這樣他們才會安心。（如圖2-14所示）

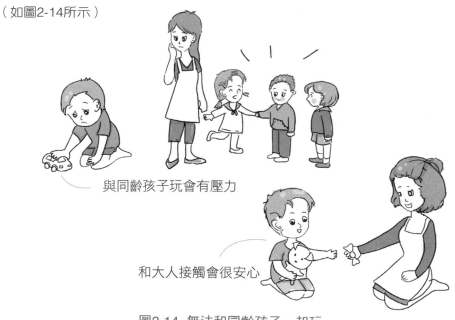

與同齡孩子玩會有壓力

和大人接觸會很安心

圖2-14 無法和同齡孩子一起玩

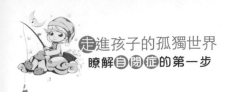
15. 自由的時間反而不自由

　　對於自閉症孩子來說，越自由就越不自由。

　　如果不給出具體的指示，他們就不知道該做什麼。這一現象在自閉症孩子身上時有發生。比如學校上課這種從幾點到幾點在教室裡自己的座位上坐著，上什麼課、做什麼事都很明確的情況，孩子的大腦就不會出現混亂。然而，一到自由活動的休息時間，他們就不知道做什麼好，於是就會出現不安。

　　當聽到「自由活動」時，我們會先弄清楚周圍人群的狀態，從這之中判斷出可以自由到什麼程度。然而自閉症孩子由於不擅長弄清楚周圍人群的狀態，對他們說「自由活動」反而讓他們感到困惑。

　　「做什麼都行哦」、「做自己喜歡的事情吧」、「隨便玩吧」等話，會讓自閉症孩子十分困擾。（如圖2-15所示）

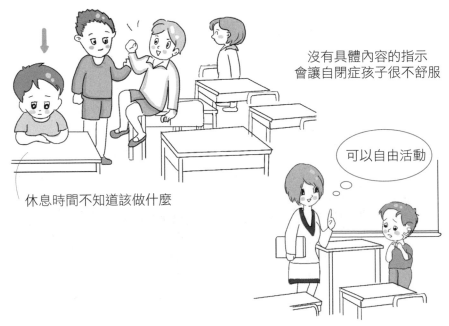

沒有具體內容的指示
會讓自閉症孩子很不舒服

可以自由活動

休息時間不知道該做什麼

圖2-15　自由的時間反而不自由

16. 帶主觀意圖的指令會讓自閉症孩子產生混亂

自閉症孩子不能很好地理解含有主觀意圖的表述。「挑自己喜歡的吃吧」、「把這裡收拾一下」等這種帶主觀意圖的指令，會讓他們產生很大的混亂。「挑喜歡的」是喜歡到什麼程度呢？「這裡」是到哪裡呢？他們無法理解這種模糊的指令。他們需要的是「吃兩個」、「把地毯上的垃圾收拾一下」這種具體的指示。

很多孩子也不擅長理解省略語和慣用的一些說法，如果只說「你去看看浴缸」，那麼他們會去浴缸裡看一眼再回來。對於自閉症孩子來說，「去看看浴缸」這句話中不包含確認水量、熱水溫度的意思。因此，對自閉症孩子，提出「什麼時候、在哪兒、做什麼、接下來做什麼」等，要盡可能詳細地給出指示是十分必要的。（如圖2-16所示）

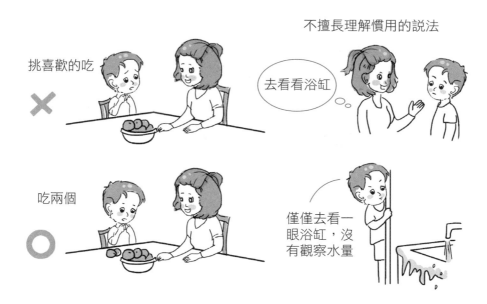

不擅長理解慣用的説法

挑喜歡的吃

去看看浴缸

吃兩個

僅僅去看一眼浴缸，沒有觀察水量

圖2-16 自閉症孩子不能很好地理解含有主觀意圖的表述1

圖2-16 自閉症孩子不能很好地理解含有主觀意圖的表述2

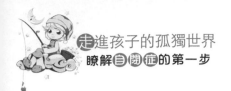

17. 因周圍的微小變化而產生情緒波動

　　自閉症孩子也會因為周圍的微小變化而產生情緒波動。「一直在桌子上的東西不見了」、「經常走的路因為施工而不通了」，生活中常有的這種變化一旦發生，他們會有「這不是自己的房間」、「道路不見了」這種不安和恐懼的感覺。並且，不僅僅是看到的東西，他們對學校的課程表突然調整，也無法做出恰當的反應。

　　沒有預告的變化會讓自閉症孩子受到驚嚇。這讓自己怎麼辦才好呢？他們無法預測，心裡滿是緊張和不安。普通的孩子在發現傢俱或其他佈置產生變化時，大致看一眼房間的整體，就會知道這是自己的家，但自閉症孩子會抓住一處變化不放，無法認知到整體，就會認為這不是自己的房間，從而陷入驚慌。（如圖2-17所示）

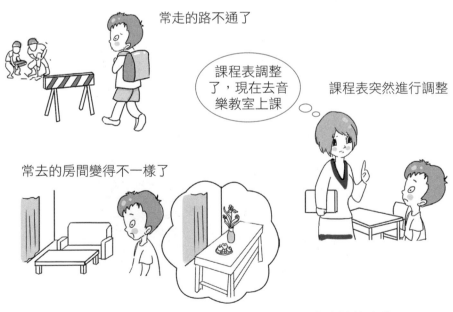

常走的路不通了

課程表調整了，現在去音樂教室上課

課程表突然進行調整

常去的房間變得不一樣了

圖2-17　自閉症孩子會因為周圍的微小變化而產生情緒波動

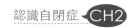

18. 因對周圍環境的適應能力缺乏而表現出驚慌

　　自閉症孩子會突然大喊、哭泣、發脾氣。出現驚慌一定是有原因的，只是周圍的人不知道原因，就認為他們是沒有理由的突然驚慌。

　　自閉症孩子的五感和身體感覺和一般人有些不一樣，他們無法體會到周圍的人的心理變化，也無法順利傳遞自己的感覺，加上他們控制不安和緊張等情緒的能力較弱，所以很容易出現驚慌。

　　驚慌一旦變得強烈，他們就會出現緊緊地抱住自己的頭、用頭和身體使勁撞牆壁等自殘自傷行為。周圍的人有必要深入瞭解自閉症孩子產生驚慌的原因。（如圖2-18所示）

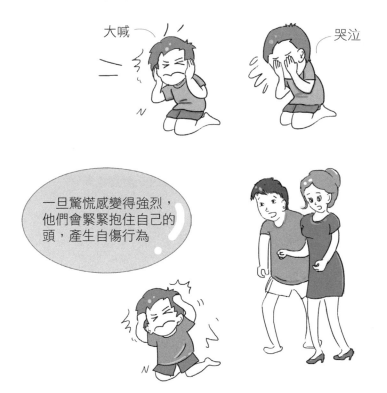

圖2-18　因對周圍環境的適應能力缺乏而表現出驚慌

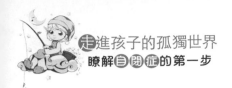
佛洛依德曾有過這樣的觀點，自傷行為是攻擊性向內轉化的一種表現，和外向攻擊一樣都屬於體內能量的一種釋放。自傷行為在自閉症患者行為中最為危險，它不僅會傷害到自閉症患者的身心，對其家庭成員產生更多心理壓力，更阻礙了自閉症患者與社會的融合，使其無法享受正常的社會生活。因此對其自傷行為採取必要的干預手段很重要。

自傷行為的干預雖然艱難，但只要通過功能分析，仔細觀察、瞭解患者的心理變化，可行性還是很高的。干預前要對自傷行為進行嚴謹的評估，並且不能迴避，要有勇於正視問題的態度。干預過程中要儘量重視服從、參與等適應性行為的塑造，用正確的適應性行為替代問題行為。

19. 發揮繪畫、音樂等方面的驚人能力——學者綜合症

自閉症孩子的敏銳和拘束有時會轉換成令人驚奇的能力。四、五歲時能記住大量的數字、文字和圖形等、公車時刻表看一遍就能記住、照片上的圖像能用鉛筆再現出來、歌曲聽一遍就能完整地唱出來⋯⋯有些自閉症孩子在繪畫、音樂、計算、記憶等特定的領域中，可發揮驚人的能力。這種狀態被稱作學者綜合症。

然而，不論有著多麼大的才能，他們卻不知道用這種才能表現點什麼、發揮什麼作用。如果想要運用這種能力，家長和教育者等周圍人的幫助是很重要的。

如果僅僅是有特殊能力，孩子是不會過上豐富多彩的生活的。不過，在孩子擅長的領域拓展他的能力，從而讓孩子產生自信是可以做到的。自信對於自閉症孩子來說，是能讓他們安心的重要因素。

自閉症孩子和正常孩子們一樣有著個人的興趣愛好，但常因為他們表達方式的異常而被家長當做個人問題對待。對待自閉症孩子的特殊性，我們要學

會換位思考，常站在孩子的角度去想，便會理解、發現孩子的獨特之處。

很多自閉症孩子對音樂有著良好的感受能力，一些孩子聽到喜歡的音樂會和著節拍產生肢體動作，或迅速安靜下來享受音樂帶給他的快樂，部分孩子還可以很好地把歌曲唱出來。我們可以發掘孩子在音樂上的天分，讓音樂成為孩子與外界溝通的橋樑。

而有些自閉症孩子對色彩、圖像等視覺感官很敏感，儘管他們不能用言語良好的表達個人思想，但他們可以通過畫筆描繪出他們豐富多彩的內心世界。（如圖2-19所示）

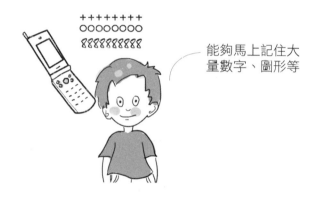

能夠馬上記住大量數字、圖形等

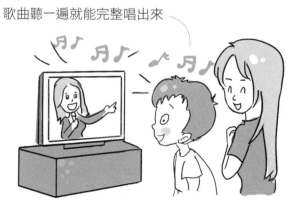

歌曲聽一遍就能完整唱出來

圖2-19 發揮繪畫、音樂等方面的驚人能力 ——學者綜合症

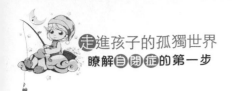

② 自閉症的發病原因

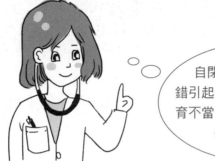

自閉症並不是由家長的過錯引起的，沒有研究表明父母養育不當會導致自閉症。所以，家長們請不要自責！

　　僅從字面上理解「自閉症」這三個字，或許有人會認為這是一種將自己的內心封閉起來的心理疾病，其實，這是一種誤解。自閉症並不是一種心理疾病，而是先天性的腦功能發育不全，它並不是由教育或生活環境惡劣而誘發的疾病。

　　一般認為自閉症的患病原因是大腦功能及神經系統發育存在障礙，但是關於具體是哪個部位出現障礙並沒有得出結論。總體來說，自閉症的病因涉及遺傳、神經生物學、免疫學等多種因素。

■遺傳因素

　　研究表明，整體而言，倘若一名家庭成員患有自閉症，那麼，該家庭中另一名成員患有自閉症的機率要比他人高50~200倍。倘若同卵雙胞胎中一個患有自閉症，則另一個患自閉症的機率要比異卵雙胞胎高很多。（如圖2-20所示）

　　因此，目前很多學者認為自閉症是多種因素導致的，是一種多基因、遺傳、複雜性疾病，是帶有遺傳性的個體在特定環境因素作用下發生的疾病，也可能是遺傳因素與環境因素共同作用的結果。

同卵雙胞胎

異卵雙胞胎

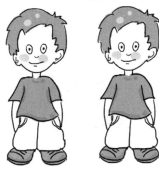

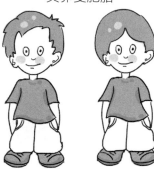

基因相同
一人患有自閉症則另一人患有自閉
症的機率為40%～98%

基因有50%一致性
兩人都患病的機率為5%～10%

圖2-20 自閉症與基因的密切關係

■ 神經生物學因素

　　研究人員已經發現正常嬰幼兒與自閉症嬰幼兒的許多生理生化差異，包括腦電波活動、腦電圖類型、氨基酸代謝等，都與自閉症的發生有著一定的相關。

■ 疾病因素

　　1. 孕婦懷孕期間病毒感染可能導致自閉症：婦女懷孕期間可能因風疹、流行性病毒感染，使胎兒的腦部發育受損而導致自閉症。

　　2. 新陳代謝疾病：氨基酸及酶的代謝異常也會造成腦細胞的功能失調和障礙，會影響腦神經資訊傳遞功能而造成自閉症。

　　3. 腦傷：包括孕婦在懷孕期間窘迫性流產等因素而造成的胎兒大腦發育不全，生產過程中的早產、難產，新生兒腦傷及嬰兒期因感染腦炎等疾病造成腦部傷害，都可能增加患自閉症的風險。

　　4. 孕婦的免疫系統疾病：也可能增加了患自閉症的風險。

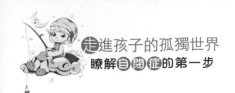
③ 自閉症患者到底有多少？

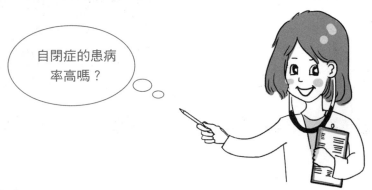

自閉症的患病率高嗎？

■患病率

　　有關自閉症患者數量暫時沒有大家公認的資料。據聯合國2007年資料估算，目前全球有約3500萬人患有自閉症，而根據歸集普遍引用標準，每166名孩子中就有一名為自閉症患者。自閉症孩子中，男童患病率要高於女童，男女比例在4：1~7：1，但通過臨床觀察可發現，女童患兒的症狀往往要重於男童患兒。

　　有很多患兒家長可能會存有疑問：我的孩子是自閉症天才嗎？其實自閉症天才只是自閉症群體中的一小部分，大約占10%。具體表現為在社會性及語言技能方面發展遲滯，但在音樂、繪畫等特定領域卻有突出的表現。

　　編按：根據美國疾病控制預防中心（US Centers for Disease Control and Prevention）的一份研究報告顯示，美國2014年每100個兒童中有2個自閉症類障礙（ASD）患者；另根據統計，全球每20分鐘就有一個孩子被診斷為自閉症，目前全世界自閉症人數高達6700萬，美國疾病管制局更指出，新生兒患有自閉症的機率最高可達1/20。而根據衛福部在2017年的統計，我國自閉症人數已接近1.4萬人。

■自閉症患者的數量在增長嗎？

近幾年報導中，自閉症孩子數量逐漸增加。20世紀60年代，1萬人中大約有4~5人患自閉症，從90年代開始激增，近年來，100人中就有1人，從包含亞斯伯格症的廣義自閉症概念來看，真的是患自閉症孩子數量增加了嗎？

在以往，亞斯伯格症和高功能自閉症並沒有歸到自閉症譜系中，如今被歸屬到自閉症譜系裡，會使以往沒有被診斷為自閉症的孩子如今被診斷為自閉症。再如，在過去被診斷為「精神發育遲緩」的孩子，隨著自閉症診斷標準的確立，現今被診斷為自閉症了。（如圖2-21所示）

所以，根據上述情況，感覺上自閉症患者的數量像是增加了。

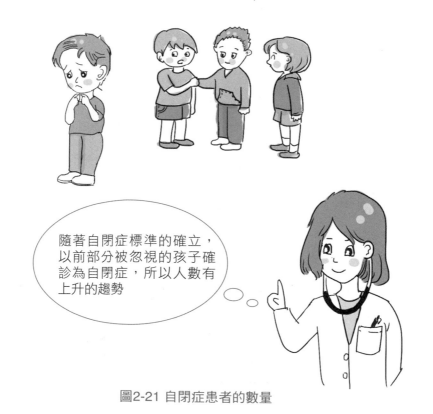

> 隨著自閉症標準的確立，以前部分被忽視的孩子確診為自閉症，所以人數有上升的趨勢

圖2-21 自閉症患者的數量

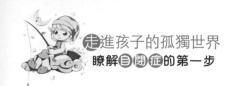
④ 理解自閉症孩子

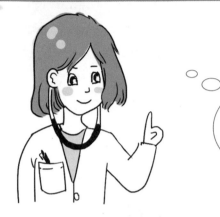

為了更好地理解自閉症孩子，您不妨從以下幾點做起！

1. 不要按照常規的社交技能理解他們

　　自閉症孩子難以理解和揣摩別人的心理，和大多數人的情感和感覺不同。從外界改變自閉症孩子的這種情感和感覺是不可能的。自閉症孩子無法理解與別人之間「早安」、「你怎麼樣呀」、「天氣真不錯」等寒暄語。（如圖2-22所示）

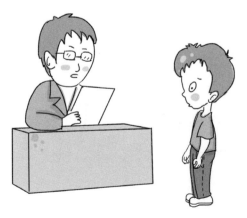

圖2-22 不要按照常規的社交技能理解他們

2. 重要的事情用圖片或文字表示

　　自閉症孩子對於別人的話語理解起來比較困難，尤其是很多事情一次性說給他們聽會造成混亂。與聽到的資訊相比，他們比較擅長利用圖片或文字來理解資訊，所以，重要的事情請用小卡片畫上圖或寫上字來告訴他。（如圖2-23所示）

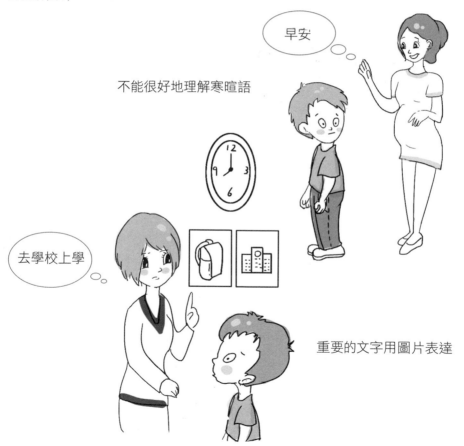

圖2-23 重要的事情用圖片或文字表示

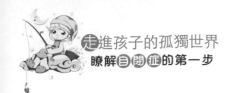
3. 冷靜溫柔地和他說話

自閉症孩子不擅長應對別人突然大聲地和他講話等突發事件。請冷靜、溫柔地和他說話。還需注意的是，如果跟他說「不可以」，那麼他會不知道怎麼做，所以應該明確告訴他要做什麼。（如圖2-24所示）

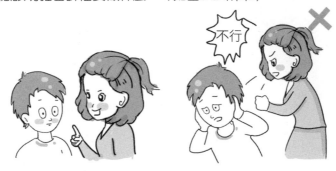

圖2-24　冷靜溫柔地和他說話

4. 如果順利完成什麼事情的話要表揚他

如果遵守了約定、拜託他的事情他完成了，要表揚他「做得真棒呀」。這樣做能減弱他的不安，會讓他的心裡感到安穩一些。（如圖2-25所示）

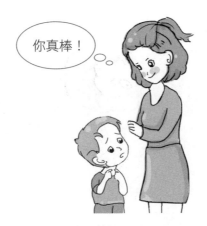

圖2-25 如果順利完成什麼事情的話要表揚他

5. 在某種程度上接納自閉症孩子特有的動作

　　一直重複說同一件事、不停地轉圈……當自閉症孩子重複做同一個動作時，大多數時候是因為這麼做能平復他們不安的心情，所以如果不是有危險或是損害自己和他人的動作，就從某種程度上接納它吧。（如圖2-26所示）

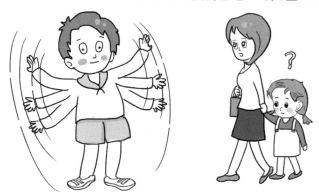

圖2-26 在某種程度上接納自閉症孩子特有的動作

6. 回答他問題的時候要有禮貌

　　雖然自閉症孩子不擅長對話，但是他們當中也有孩子一旦有喜歡的東西就會非常想說一說的。所以如果有自閉症孩子與你說話或講自己喜歡的事情時，在時間允許的情況下盡可能傾聽著，甚至是禮貌地回答他吧。（如圖2-27所示）

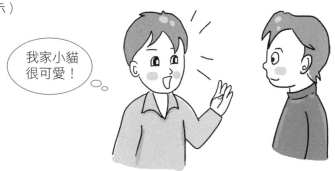

我家小貓很可愛！

圖2-27 回答他問題的時候要有禮貌

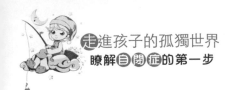

7. 把他們當做有文化差異的外國人來理解

　　情感、感覺、價值觀互不相同，說話也很難互相聽懂……按照第1點等所寫的去與他們接觸，我們和自閉症孩子之間，就像是文化完全不同的外國人一樣。自閉症孩子世界裡的「平常」和我們世界裡的「平常」全然不同，有了這個前提，我們理解自閉症孩子就變得容易了。不把概念強加於他們，把這些差異當做外國人的文化不同來理解，耐心而禮貌地和他們接觸吧！（如圖2-28所示）

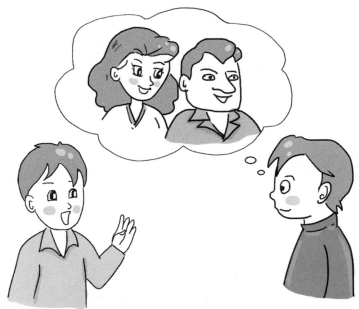

圖2-28　把他們當做外國人來理解

CH3

自閉症的
檢查與診斷

1. 自閉症的臨床表現

2. 自閉症的診斷及鑒別診斷

3. 自閉症的干預治療

4. 預後及其影響因素

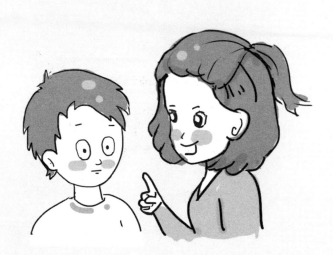

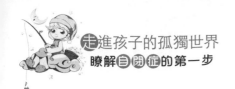
① 自閉症的臨床表現

自閉症的症狀複雜，但主要表現為以下三個核心症狀。

■ 社會交往障礙

自閉症患兒在社會交往方面存在質的缺陷，他們不同程度地缺乏與人交往的興趣，也缺乏正常的交往方式和技巧。具體表現隨年齡和疾病嚴重程度的差異而有所不同，以與同齡孩子的交往障礙最為突出。

1. 嬰兒期

患兒迴避目光接觸，對他人的呼喚及逗弄缺少興趣和反應，沒有期待被抱起的姿勢或抱起時身體僵硬、不願與人貼近，缺少社交性微笑，不觀察和模仿他人的簡單動作。

由於嬰兒尚小，活動能力和行為動作有限，發育上也無明顯異常，所以嬰兒期自閉症症狀顯現並不明顯，很難被察覺。（如圖3-1、圖3-2所示）

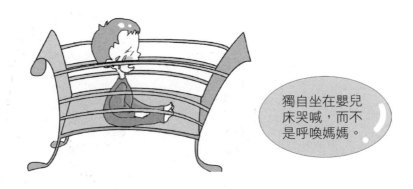

獨自坐在嬰兒床哭喊，而不是呼喚媽媽。

圖3-1 不知道呼喚媽媽

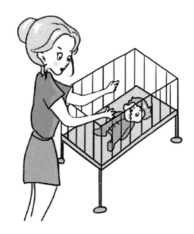

當別人抱他時，他不會伸手表現期待被抱。

圖3-2 沒有期待被抱起的表現

2. 幼兒期

　　患兒仍然迴避目光接觸，叫他常常不理，對主要撫養者常常不產生依戀，對陌生人缺少應有的恐懼，缺乏與同齡孩子交往和玩耍的興趣，交往方式和技巧也存在問題。患兒不會通過目光和聲音引起他人對其所指事物的注意，不會與他人分享快樂，不會尋求安慰，不會對他人的身體不適或不愉快表示安慰和關心，常常不會玩想像性和角色扮演的遊戲。（如圖3-3所示）

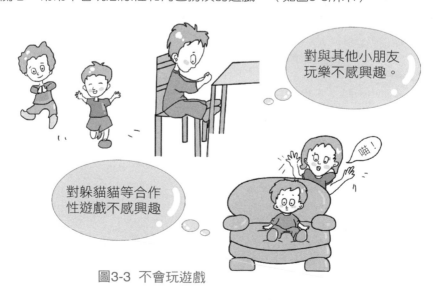

對與其他小朋友玩樂不感興趣。

對躲貓貓等合作性遊戲不感興趣

喵！

圖3-3 不會玩遊戲

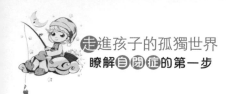

對於部分自閉兒來說，他們的世界裡好像沒有他人的存在，即便你在他面前傷心難過，他也不會產生任何反應，就這樣把自己隔絕在一個人的世界中，獨自研究自己所感興趣的事物。假若他們有需要你幫助才能得到的東西時，會拉扯你去為他們執行這項「任務」，一旦任務完成，便恢復到最初狀態不再理睬你。

3. 學齡期

隨著年齡增長和病情改善，患兒對父母、手足可能變得友好而有感情，但仍然不同程度地缺乏與他人主動交往的興趣和行為。雖然部分患兒願意與人交往，但交往方式和技巧依然存在問題。他們常常自娛自樂，獨來獨往，我行我素，不理解也很難學會和遵循一般的社會規則。

4. 成年期

患者仍然缺乏社會交往的興趣和技能，雖然部分患者渴望結交朋友，對異性也可能產生一些興趣，但是因為對社交情景缺乏應有的理解，對他人的興趣、情感等缺乏適當的反應，難以理解幽默和隱喻等，較難建立友誼、戀愛和婚姻關係。

■ 交流障礙

自閉症患兒在言語交流和非言語交流方面均存在障礙，其中以言語交流障礙最為明顯，通常是患兒就診的最主要原因。

1. 言語交流障礙

a. 言語發育遲緩或缺乏：患兒說話常常較晚，會說話後言語進步也很慢。起病較晚的患兒可有相對正常的言語發育階段，但起病後言語逐漸減少，甚至完全消失；部分患兒終生無法言語。

b. **言語理解能力受損**：患兒言語理解能力不同程度受損，病情輕者也多無法理解幽默、成語、隱喻等。（如圖3-4所示）

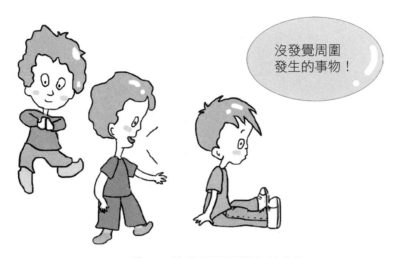

沒發覺周圍發生的事物！

圖3-4 沒發覺周圍發生的事物

c. **言語形式及內容異常**：對於有言語能力的患兒，其言語形式和內容常存在明顯異常。患兒常存在以下情形：

即刻模仿言語，即重複說他人剛才說過的話；

延遲模仿言語，即重複說既往聽到的言語或廣告語；

刻板重複言語，即反復重複一些詞句、述說一件事情或詢問一個問題。

患兒可能用特殊、固定的言語形式與他人交流，並存在答非所問、語句缺乏聯繫、語法結構錯誤、人稱代詞分辨不清等表現。

d. **語調、語速、節律、重音等異常**：患兒語調常比較平淡，缺少抑揚頓挫，不能運用語調、語氣的變化來輔助交流，常存在語速和節律的問題。

e. **言語運用能力受損**：患兒言語組織和運用能力明顯受損。患兒主動言語少，多不會用已經學到的言語表達願望或描述事件，不會主動提出話題、維

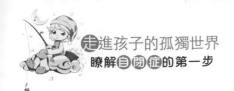

持話題，或僅靠其感興趣的刻板言語進行交流，反復訴說同一件事或糾纏於同一話題；部分患兒會用特定的自創短語來表達固定的含義。（如圖3-5所示）

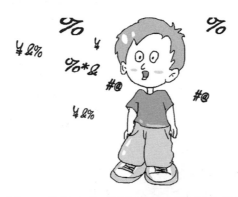

圖3-5 用特定的自創短語來表達固定的涵義

2. 非言語交流障礙

自閉症患兒常拉著別人的手伸向他想要的物品，但是其他用於溝通和交流的表情、動作及姿勢卻很少。他們多不會用點頭、搖頭以及手勢、動作等來表達想法，與人交往時表情常缺少變化。（如圖3-6所示）

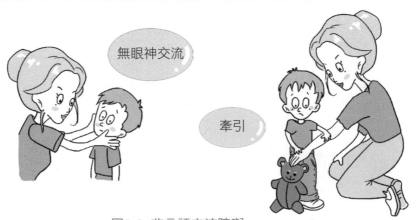

無眼神交流

牽引

圖3-6 非言語交流障礙

■ 興趣狹窄和刻板重複的行為方式

自閉症患兒傾向於使用僵化刻板、墨守成規的方式應付日常生活。具體表現如下：

1. 興趣範圍狹窄

患兒興趣較少，感興趣的事物常與眾不同。患兒通常對玩具、動畫片等正常孩子感興趣的事物不感興趣，卻迷戀於看電視廣告、天氣預報、旋轉物品、排列物品或聽某段音樂、某種單調重複的聲音等，部分患兒可專注於文字、數字、日期、時間表的推算、地圖、繪畫、樂器演奏等，並可表現出獨特的能力。（如圖3-7所示）

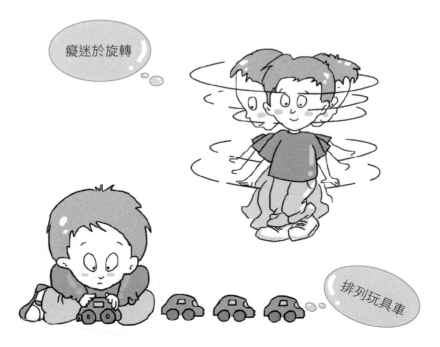

圖3-7 興趣範圍狹窄

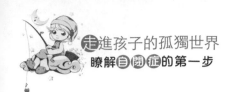

2. 行為方式刻板重複

　　患兒常堅持用同一種方式做事，拒絕日常生活規律或環境的變化。如果日常生活規律或環境發生改變，患兒會煩躁不安。會反復用同一種方式玩玩具，反復畫一幅畫或寫幾個字，堅持走一條固定路線，堅持把物品放在固定位置，拒絕換其他衣服或只吃少數幾種食物等。

　　產生刻板動作的原因尚不確切，其中一部分是孩子為獲取某些感覺而進行的各種簡單的重複活動，另一部分有可能是因為孩子整個軀體處於興奮狀態的結果。這類複雜的重複行為往往會持續到成年生活中。（如圖3-8所示）

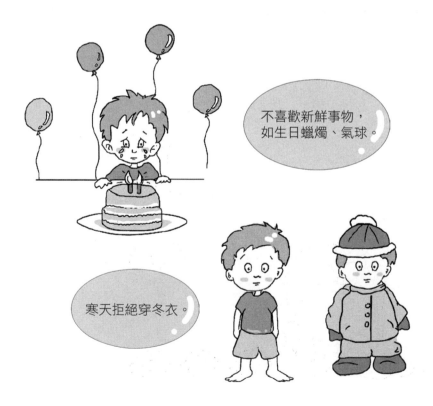

圖3-8　行為方式刻板重複

3. 對非生命物體的特殊依戀

患兒對人或動物通常缺乏興趣，但對一些非生命物體可能產生強烈依戀，如瓶、盒、繩等都有可能讓患兒愛不釋手，隨時攜帶。如果被拿走，則會煩躁哭鬧、焦慮不安。

4. 刻板重複的怪異行為

患兒常會出現刻板重複、怪異的動作，如重複蹦跳、拍手、將手放在眼前撲動和凝視、用腳尖走路等，還可能對物體的一些非主要、無功能特性（氣味、質感）產生特殊興趣和行為，如反復聞物品或摸光滑的表面等。（如圖3-9所示）

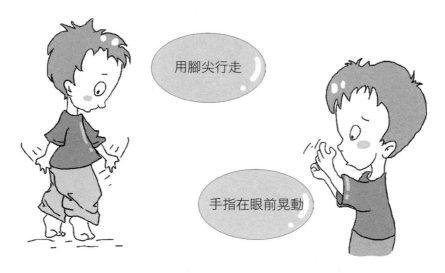

圖3-9 刻板重複的怪異行為

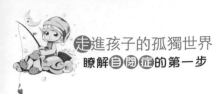
▲案例：光著腳走路的感覺

　　我喜歡光著腳在墊子上走路，天氣變熱，腳就會出汗，黏黏的貼在墊子上面，我會慢慢抬起腳，再放下，再抬起，重複那種腳被墊子黏住的感覺，我不知道別人怎樣看待我的行為，在我眼裡，他們不過是我體驗各種視覺和觸覺的背景而已。（如圖3-10所示）

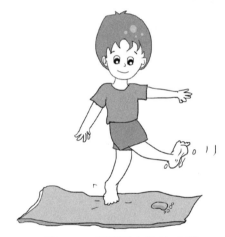

圖3-10 光著腳走路的感覺

■ 其他表現

　　除以上核心症狀外，自閉症患兒還常存在自笑、情緒不穩定、衝動攻擊、自傷等行為。認知發展多不平衡，音樂、機械記憶（尤其是文字記憶）、計算能力相對較好，甚至超常。多數患兒在8歲前存在睡眠障礙，約75%的患兒伴有精神發育遲滯，64%的患兒存在注意障礙，36%~48%的患兒存在過度活動，4%~42%的患兒伴有癲癇，2.9%的患兒伴有腦癱，4.6%的患兒存在感覺系統損害，17.3%的患兒存在巨頭症。以上症狀和伴隨疾病使患兒病情複雜，增加了確診的難度，並需要更多的治療和干預。

② 自閉症的診斷及鑑別診斷

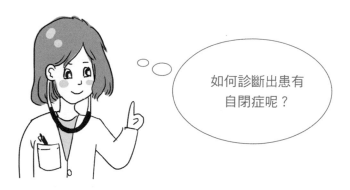

如何診斷出患有自閉症呢？

■ 診斷

自閉症主要通過詢問病史、精神檢查、體格檢查、心理評估和其他輔助檢查，並依據診斷標準作出診斷。（如圖3-11所示）

1. 詢問病史

首先要詳細瞭解患兒的生長發育過程，包括運動、言語、認知能力等的發育，然後針對發育落後的領域和讓家長感到異常的行為進行詢問，注意異常行為出現的年齡、持續時間、頻率及對日常生活的影響程度。同時，也要收集孕產史、家族史、既往疾病史和個人成長發育等資料。問診要點如下：

●目前孩子最主要的問題是什麼？何時開始的？

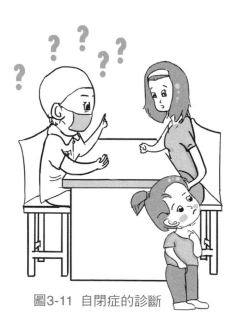

圖3-11 自閉症的診斷

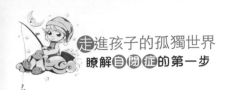

● **言語發育史**：何時對叫他/她名字有反應？何時開始牙牙學語，如發單音「爸爸，媽媽」？何時能聽懂簡單的指令？何時能講短詞？何時能講句子？有無言語功能的倒退？有無語音語調上的異常？

● **言語交流能力**：是否會回答他人提出的問題？是否會與他人主動交流？交流是否存在困難？有無自言自語、重複模仿性言語？有無嘰嘰咕咕等無意義的發音？

● **非言語交流能力**：是否會用手勢、姿勢表達自己的需要？何時會用手指指物品、圖片？是否有用非言語交流替代言語交流的傾向？面部表情是否與同齡孩子一樣豐富？

● **社交能力**：何時能區分親人和陌生人？何時開始怕生？對主要撫養人是否產生依戀？何時會用手指點東西以引起他人關注？是否對呼喚有反應？是否迴避與人目光對視？會不會玩家家酒等想像性遊戲？能不能與別的小朋友一起玩及如何與小朋友玩？會不會安慰別人或主動尋求別人的幫助？

● **認知能力**：有無認知能力倒退？有無超常的能力？生活自理能力如何？有無生活自理能力的倒退？

● **興趣行為**：遊戲能力如何？是否與年齡相當？是否有特殊的興趣或怪癖？是否有活動過多或過少？有無重複怪異的手部動作或身體動作？有無反復旋轉物體？有無對某種物品的特殊依戀？

● **運動能力**：何時能抬頭、獨坐、爬、走路？運動協調性如何？有無運動技能的退化或共濟失調？

● **家族史**：父母或其他親屬中有無性格怪癖、冷淡、刻板、敏感、焦慮、固執、缺乏言語交流、社會交往障礙或言語發育障礙者？有無神經精神疾病史？

● **其他**：家庭養育環境如何？是否有過重大心理創傷或驚嚇？是否上學或上幼兒園？在校適應情況如何？是否有過嚴重的軀體疾病？是否有因軀體疾病導致營養不良、住院或與親人分離的經歷？有無癲癇發作？有無使用特殊藥

物？是否偏食？睡眠狀況如何？

2. 精神檢查

主要採用觀察法，有言語能力的患兒應結合交談。檢查要點如下：

● 患兒對陌生環境、陌生人和父母離開時是什麼反應？

● 患兒的言語理解及表達的發育水準是否與年齡相當？有無刻板重複言語、即時或延遲模仿性言語及自我刺激式言語？是否能圍繞一個話題進行交談及遵從指令情況？

● 患兒是否迴避與人目光對視？是否會利用手勢動作、點搖頭或其他動作、姿勢及面部表情進行交流？

● 患兒是否有同理心？如父母或檢查者假裝受傷痛苦時，患兒是否有反應？是什麼反應？

● 患兒是否對玩具及周圍物品感興趣？玩具使用的方式及遊戲能力如何？

● 患兒是否有刻板動作、強迫性/儀式性行為及自傷行為？

● 患兒智慧發育的水準是否與年齡相當？是否有相對較好或特殊的能力？

3. 體格檢查

主要是軀體發育情況，如頭圍、面部特徵、身高、體重、有無先天畸形、視聽覺有無障礙、神經系統是否有陽性體徵等。

4. 心理評估

a. 常用篩查量表

● 自閉症行為量表（ABC）：共57個項目，每個項目4級評分，總分≥31分提示存在可疑自閉症樣症狀，總分≥67分提示存在自閉症樣症狀，適用於8

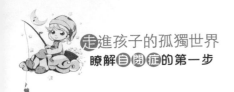
個月~28歲的人群。

● 克氏自閉症行為量表（CABS）：共14個項目，每個項目採用2級或3級評分。2級評分總分≥7分或3級評分總分≥14分，提示存在可疑自閉症問題。該量表針對2~15歲的人群，適用於兒童門診、幼兒園、學校等對孩子進行快速篩查。當上述篩查量表結果異常時，應及時將孩子轉介到專業機構進一步確診。

b. 常用診斷量表

兒童自閉症評定量表（CARS）是常用的診斷工具，該量表共15個項目，每個項目4級評分。總分<30分為非自閉症，總分30~36分為輕至中度自閉症，總分≥36分為重度自閉症。該量表適用於2歲以上的人群。

此外，自閉症診斷觀察量表（ADOS-G）和自閉症診斷訪談量表修訂版（ADI-R）是目前國外廣泛使用的診斷量表。在使用篩查量表時，要充分考慮到可能出現的假陽性或假陰性結果。診斷量表的評定結果也僅作為兒童自閉症診斷的參考依據，不能替代臨床醫師綜合病史、精神檢查並依據診斷標準作出的診斷。

c. 發育評估及智力測驗量表

可用於發育評估的量表有丹佛發育篩查測驗（DDST）、蓋澤爾發展診斷量表（GDDS）、波特奇早期發育核查表和心理教育量表（PEP）。常用的智力測驗量表有韋氏兒童智力量表（WISC）、韋氏學前兒童智力量表（WPPSI）、史丹福-比內智力量表、Peabody圖片詞彙測驗、瑞文漸進模型測驗（RPM）等。

5. 輔助檢查

可根據臨床表現有針對性地選擇實驗室檢查，包括電生理檢查（如腦電圖、誘發電位）、影像學檢查（如頭顱CT或磁共振）、遺傳學檢查（如染色體核型分析、脆性X染色體及基因檢查）、代謝病篩查等。

■ ICD-10診斷標準

本文主要參照《疾病和有關健康問題的國際統計分類》（ICD-10）中兒童自閉症的診斷標準。

a.3歲以前就出現發育異常或損害，至少表現在下列領域之一：

● 人際溝通時所需的感受性或表達性語言。

● 選擇性社會依戀或社會交往能力的發展。

● 功能性或象徵性遊戲。

b.具有以下（Ⅰ）、（Ⅱ）、（Ⅲ）項下至少六種症狀，且其中（Ⅰ）項下至少兩種，（Ⅱ）、（Ⅲ）兩項下各至少一種：

Ⅰ. 在下列至少兩個方面表現出社會交往能力實質性異常：

● 不能恰當地應用眼對眼注視、面部表情、姿勢和手勢來調節社會交往。

● （儘管有充分的機會）不能發展與其智齡相適應的同伴關係，用來共同分享興趣、活動與情感。

● 缺乏社會性情感的相互交流，表現為對他人情緒的反應偏頗或有缺損；或不能依據社交場合調整自身行為；或社交、情感與交往行為的整合能力相對較弱。

● 不能自發地尋求與他人分享歡樂、興趣或成就（如不向旁人顯示、表達或指出自己感興趣的事物）。

Ⅱ. 交流能力有實質性異常，表現在下列至少一個方面：

● 口語發育延遲或缺乏，不伴有以手勢或模仿等替代形式補償溝通的企圖（此前常沒有牙牙學語的溝通）。

● 在對方對交談具有應答性反應的情況下，相對地不能主動與人交談或使交談持續下去（在任何語言技能水準上都可能發生）。

● 刻板和重複地使用語言，或別出心裁地使用某些詞句。

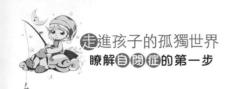
● 缺乏各種自發的假扮性遊戲，或（幼年時）不能適當地進行社會模仿性遊戲。

III. 局限、重複、刻板的興趣、活動和行為模式，表現在下列至少一項：

● 專注於一種或多種刻板、局限的興趣之中，感興趣的內容異常或患兒對它異常地關注；或者儘管內容或患兒關注的形式無異常，但其關注的強度和局限性仍然異常。

● 強迫性地明顯固著於特殊而無用的常規或儀式。

● 刻板與重複的怪異動作，如拍打、揉搓手或手指，或涉及全身的複雜運動。

● 迷戀物體的一部分或玩具沒有功能的性質（如氣味、質感或所發出的噪音或振動等）。

c.臨床表現不能歸因於以下情況：

● 其他類型的廣泛性發育障礙。

● 特定性/感受性語言發育障礙及繼發的社會情感問題。

● 反應性依戀障礙或脫抑制性依戀障礙。

● 伴發情緒/行為障礙的精神發育遲滯。

● 兒童少年精神分裂症和Rett綜合症。

■ 鑒別診斷

兒童自閉症需要與其他兒童常見精神、神經疾病進行鑒別。

1. 學習障礙

世界衛生組織曾將學習障礙定義為，從發育的早期階段起，孩子獲得學習技能的正常方式受損。學習障礙常伴隨自閉症障礙同時出現，約有20%~25%的自閉症患者存在學習障礙，其中大多數人是重度或極重度的學習障礙者。這種障礙來源於對認識處理過程中產生的異常，表現在閱讀、計算等

功能上的損害。

　　無論是何原因促成自閉症障礙與一般學習障礙間產生關聯，在診斷過程中都要全面考慮，有時存在一種障礙並不能說明其他障礙不存在。（如圖3-12所示）

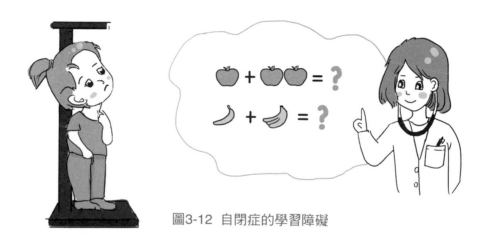

圖3-12　自閉症的學習障礙

2. 獲得性癲癇失語綜合症

　　獲得性癲癇失語綜合症也是罕見病，通常發病於3~7歲的孩子身上，男性發病略高於女性，臨床變現為獲得性語言功能衰退、失語等，大多伴有行為及心理障礙，而80%的病理還會伴有癲癇發作。此病為年齡依賴性，在一定階段對於藥物的反應性較差，青春期前期會趨於緩解，但很可能遺留一定的語言功能障礙。起病年齡越小，有效治療開始的越晚，語言功能就越難以恢復。

3. 亞斯伯格綜合症

　　亞斯伯格綜合症以社會交往障礙和興趣、活動局限、刻板和重複為主要臨床表現，言語和智慧發育正常或基本正常。和自閉症患兒相比，亞斯伯格綜合症患兒突出表現為社交技能缺乏，言語交流常常圍繞其感興趣的話題並過度書

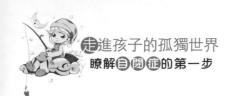

面化，對某些學科或知識可能有強烈興趣，動作笨拙，運動技能發育落後。

4. 非典型自閉症

　　發病年齡超過3歲或不同時具備臨床表現中的3個核心症狀，只具備其中2個核心症狀時診斷為非典型自閉症。非典型自閉症可見於極重度智能低下的患兒、智商正常或接近正常的患兒，也可見於兒童自閉症患兒到學齡期時部分症狀改善或消失，不再完全符合兒童自閉症診斷者。

5. Rett綜合症

　　Rett綜合症幾乎僅見於女孩，患兒早期發育正常，大約6~24個月時起發病，表現出言語、智慧、交往能力等的全面顯著倒退和手運動功能喪失等神經系統症狀。以下幾點對鑑別診斷具有重要作用：1.患兒無主動性交往，對他人呼喚等無反應，但可保持「社交性微笑」，即微笑地注視或凝視他人；2.手部刻板動作，這是該障礙的特徵性表現，可表現為「洗手」、「搓手」等刻板動作；3.隨著病情發展，患兒手部抓握功能逐漸喪失；4.過度換氣；5.軀幹共濟運動失調。

6. 童年瓦解性障礙

　　又稱Heller綜合症、嬰兒癡呆，患兒2歲以前發育完全正常，起病後已有技能迅速喪失，並出現和兒童自閉症相似的交往、交流障礙及刻板、重複的動作行為。該障礙與正常發育一段時期後才起病的兒童自閉症較難鑑別，主要鑑別點在於Heller綜合症患兒起病後所有已有的技能全面倒退和喪失，難以恢復。

7. 言語和語言發育障礙

　　該障礙主要表現為言語理解或表達能力顯著低於應有水準。患兒非言語

交流無明顯障礙，社會交往良好，無興趣狹窄和刻板重複的行為方式。

8. 精神發育遲滯

精神發育遲滯患兒的主要表現是智力低下和社會適應能力差，但仍然保留與其智慧相當的交流能力，沒有自閉症特徵性的社會交往和言語交流損害，同時興趣狹窄和刻板、重複行為也不如自閉症患兒突出。

9. 兒童少年精神分裂症

兒童少年精神分裂症多起病於少年期，極少數起病於學齡前期，無3歲前起病的報導，這與兒童自閉症通常起病於嬰幼兒期不同。該症部分臨床表現與兒童自閉症類似，如孤僻離群、自語自笑、情感淡漠等，還存在幻覺、病理性幻想或妄想等精神病性症狀。該症患兒可能言語減少，甚至緘默，但言語功能未受到實質性損害，隨著疾病緩解，言語功能可逐漸恢復。兒童少年精神分裂症藥物治療療效明顯優於兒童自閉症，部分患兒經過藥物治療後可達到完全康復的水準。

10. 注意缺陷多動障礙

注意缺陷多動障礙的主要臨床特徵是活動過度、注意缺陷和衝動行為，但智慧正常。自閉症患兒，特別是智力正常的自閉症患兒也常有注意力不集中、活動多等行為表現，容易與注意缺陷多動障礙的患兒混淆，鑒別要點在於注意缺陷多動障礙患兒沒有社會交往能力的損害、刻板行為及興趣狹窄。

11. 其他

需要與兒童自閉症鑒別的疾病還有嚴重的學習障礙、選擇性緘默症和強迫症等。

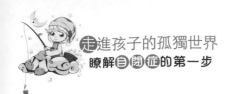
③ 自閉症的干預治療

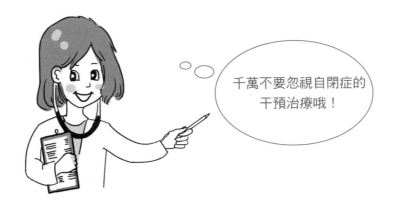

千萬不要忽視自閉症的
干預治療哦！

　　兒童自閉症的治療以教育干預為主，藥物治療為輔。因兒童自閉症患兒存在多方面的發育障礙及情緒行為異常，應當根據患兒的具體情況，採用教育干預、行為矯正、藥物治療等相結合的綜合干預措施。

■教育干預

　　教育干預的目的在於改善核心症狀，同時促進智力發展，培養生活自理和獨立生活能力，減輕殘疾程度，改善生活品質，力爭使部分患兒在成年後具有獨立學習、工作和生活的能力。

1. 干預原則

　　早期長程。應當早期診斷、早期干預、長期治療，強調每日干預。對於可疑的患兒也應當及時進行教育干預。

　　科學系統。應當使用明確有效的方法對患兒進行系統的教育干預，既包括針對自閉症核心症狀的干預訓練，也包括促進患兒身體發育、防治疾病、減少滋擾行為、提高智慧、促進生活自理能力和社會適應能力等方面的訓練。

　　個體訓練。針對兒童自閉症患兒在症狀、智力、行為等方面的問題，在評估的基礎上開展有計劃的個體訓練。對於重度自閉症患兒，早期訓練時的師生比例應當為1：1，小組訓練時也應當根據患兒發育水準和行為特徵進行分組。

　　家庭參與。應當給予患兒家庭全方位的支持和教育，提高家庭參與程度，幫助家庭評估教育干預的適當性和可行性，並指導家庭選擇科學的訓練方法。家庭經濟狀況、父母心態、環境和社會支援均會影響患兒的預後。父母要接受事實，妥善處理患兒教育干預與生活、工作的關係。

2. 干預方法

I. 行為分析療法（ABA）

　　原理與目的：ABA採用行為主義原理，以正性強化、負性強化、區分強化、消退、分化訓練、泛化訓練、懲罰等技術為主，矯正自閉症患兒的各類異常行為，同時促進患兒各項能力的發展。

　　經典ABA的核心是行為回合訓練法（DTT），其特點是具體和實用，主要步驟包括訓練者發出指令、患兒反應、訓練者對反應作出應答和停頓，目前仍在使用。現代ABA在經典ABA的基礎上融合其他技術，更強調情感與人際發展，根據不同的目標採取不同的步驟和方法。

　　促進兒童自閉症患兒能力發展、幫助患兒學習新技能時，主要採取以下步驟：（如圖3-13所示）

　　1. 對患兒行為和能力進行評估，對目標行為進行分析。

　　2. 分解任務並逐步強化訓練，在一定的時間內只進行某項分解任務的訓練。

　　3. 患兒每完成一個分解任務都必須給予獎勵（正性強化），獎勵物主要是食品、玩具和口頭、身體姿勢的表揚，獎勵隨著患兒的進步逐漸隱退。

　　4. 運用提示和漸隱技術，根據患兒的能力給予不同程度的提示或幫助，

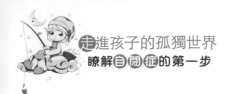
隨著患兒對所學內容的熟練再逐漸減少提示和幫助。

　　5.兩個任務訓練間需要短暫的休息。

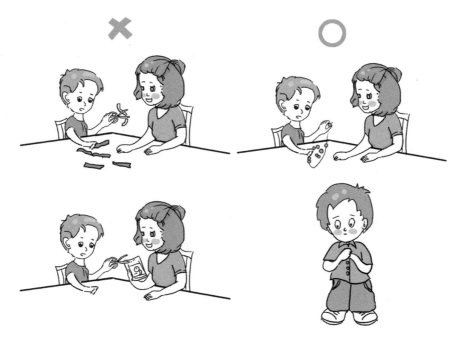

圖3-13 自閉症的干預方法1

II. 自閉症及相關障礙患兒治療教育課程（TEACCH）

　　原理與目的：自閉症患兒雖然存在廣泛的發育障礙，但在視覺方面存在一定優勢。應當充分利用患兒的視覺優勢安排教育環境和訓練程式，增進患兒對環境、教育和訓練內容的理解、服從，以全面改善患兒在語言、交流、感知覺及運動等方面存在的缺陷。

　　步驟：

　　1. 根據不同訓練內容安排訓練場地，要強調視覺提示，即訓練場所的特別佈置，玩具及其他物品的特別擺放。

2. 建立訓練程序表，注重訓練的程序化。

3. 確定訓練內容，包括孩子模仿、粗細運動、知覺、認知、手眼協調、語言理解和表達、生活自理、社交，及情緒情感等。

4. 在教學方法上要求充分運用語言、身體姿勢、提示、標籤、圖表、文字等各種方法增進患兒對訓練內容的理解和掌握，同時運用行為強化原理和其他行為矯正技術，幫助患兒克服異常行為，增加良好行為。該課程適合在醫院、康復訓練機構開展，也適合在家庭中進行。

III. 人際關係發展干預（RDI）

RDI是人際關係訓練的代表，其他方法還有地板時光、圖片溝通交換系統、共同注意訓練等。

原理：目前認為共同注意缺陷和心理理論缺陷是兒童自閉症的核心缺陷。共同注意缺陷是指患兒自嬰兒時期開始不能如正常嬰兒一樣形成與養育者同時注意某事物的能力；心理理論缺陷主要指患兒缺乏對他人心理的推測能力，表現為缺乏目光接觸、不能形成共同注意、不能分辨別人的面部表情等，因此患兒無社會參照能力，不能和他人分享感覺和經驗，無法與親人建立感情和友誼。RDI通過人際關係訓練，改善患兒的共同注意能力，加深患兒對他人心理的理解，提高患兒的人際交往能力。

步驟：

1. 評估確定患兒人際關係發展水準。

2. 根據評估結果，依照正常孩子人際關係發展的規律和次序，依次逐漸開展「目光注視—社會參照—互動—協調—情感經驗分享—享受友情」等能力訓練。

3. 開展循序漸進的、多樣化的訓練遊戲活動項目。活動多由父母或訓練老師主導，內容包括各種互動遊戲，例如目光對視、表情辨別、捉迷藏、兩人三腳、拋接球等。要求訓練者在訓練中表情豐富誇張但不失真實，語調需有抑揚頓挫，如圖3-14所示。

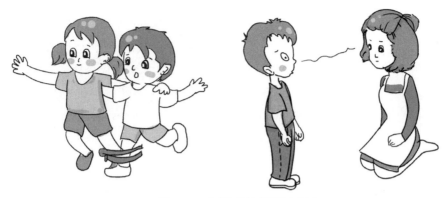

圖3-14 自閉症的干預方法2

Ⅳ. 其他干預方法

地板時光訓練也將人際關係和社會交往作為訓練的主要內容，與RDI不同的是，地板時光訓練是以患兒的活動和興趣決定訓練的內容。訓練中，訓練者在配合患兒活動的同時，不斷製造變化、驚喜和困難，引導患兒在自由愉快的時光中提高解決問題的能力和社會交往能力。

訓練活動應分佈在日常生活的各個時段，應充分考慮時間、經濟等因素，慎重選擇感覺統合治療、聽覺統合治療等輔助治療方法。

（干預方法介紹詳見CH4）

■藥物治療

目前尚缺乏針對兒童自閉症核心症狀的藥物，藥物治療為輔助性的對症治療措施。

1. 基本原則

權衡發育原則：0~6歲患兒以康復訓練為主，不推薦使用藥物。若行為問題突出且其他干預措施無效時，可以在嚴格把握適應症或目標症狀的前提下謹慎使用藥物。6歲以上患兒可根據目標症狀，或者合併症影響患兒生活或康

復訓練的程度適當選擇藥物。必須在專業醫生的指導下使用藥物，不可盲目。

平衡藥物副作用與療效的原則：藥物治療對於兒童自閉症只是對症、暫時、輔助的措施，因此是否選擇藥物治療，應當在充分考量副作用的基礎上慎重決定。

知情同意原則：兒童自閉症患兒使用藥物前必須向其監護人說明可能的效果和風險，在充分知情並簽署知情同意書的前提下使用藥物。

單一、對症用藥原則：作為輔助措施，僅當某些症狀突出（如嚴重的刻板重複、攻擊、自傷、破壞等行為，嚴重的情緒問題，嚴重的睡眠問題及極端多動等）時，才考慮使用藥物治療。應當根據藥物的類別、適應症、安全性與療效等因素選擇藥物，盡可能單一用藥。

逐漸增加劑量原則：根據自閉症患兒的年齡、體重、身體健康狀況等個體差異決定起始劑量，視臨床效果和副作用情況逐日或逐周遞增劑量，直到控制目標症狀。藥物劑量不得超過藥物說明書推薦的劑量。

2. 各類藥物的主要副作用

抗精神病藥：主要包括震顫、手抖、流涎、發呆、肌肉僵直等錐體外系副作用，及體重增加、催乳素升高等神經內分泌副作用，對部分患兒有鎮靜作用。偶見口乾、噁心、嘔吐等胃腸道反應。

抗憂鬱藥：包括腸胃道不適、厭食、噁心、腹瀉、頭痛、焦慮、神經質、失眠、倦怠、流汗、顫抖、目眩或頭重腳輕。肝腎功能不良者慎用或禁用。

多動、注意缺陷治療藥物：包括上腹部不適、噁心、乏力、心慌及血壓升高等。

3. 中醫藥治療

近年來有運用針灸、湯劑等中醫方法治療自閉症孩子的個案報告，但治療效果有待驗證。

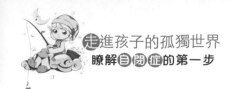

④ 預後及其影響因素

　　自閉症一般預後較差。近年來，隨著診斷能力、早期干預、康復訓練品質提高，自閉症的預後正在逐步改善。部分自閉症患兒的認知水準、社會適應能力和社交技巧可以達到正常或接近正常的水準。（如圖3-15所示）

　　自閉症的預後受到多種因素的影響，包括：

　　1. 診斷和干預的時間：早期診斷並在發育可塑性最強的時期（一般為6歲以前）對患兒進行長期系統的干預，可最大程度改善患兒預後。對於輕度、智力正常或接近正常的自閉症患兒，早期診斷和早期干預尤為重要。

　　2. 早期言語交流能力：早期言語交流能力與自閉症預後密切相關，早期（5歲前）或在確診為自閉症之前已有較好言語功能者，預後一般較好。

　　3. 病情嚴重程度及智力水準：自閉症患兒的預後受病情嚴重程度和智力水準影響很大。病情越重，智力越低，預後越差；反之，患兒病情越輕，智力越高，預後越好。

　　4. 有無伴發疾病：自閉症患兒的預後還與伴發疾病相關。若患兒伴發脆性X染色體綜合症、結節性硬化、精神發育遲滯、癲癇、聽力障礙、腦癱等疾病，預後較差。

　　充分瞭解影響患兒預後的因素，積極採取治療措施，對改善患兒病情，對促進患兒發展具有重要的意義。

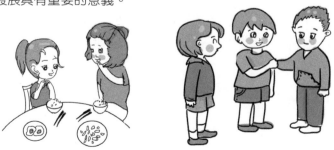

圖3-15 自閉症的預後

CH4
自閉症康復訓練方法

1. 醫治自閉症

2. 自閉症家庭訓練

3. 應用行為分析方法

4. 結構化教學

5. 人際關係發展干預

6. 地板時光

7. 圖片交換溝通系統

8. 輔助方法——感覺統合訓練

9. 輔助方法——社會故事法

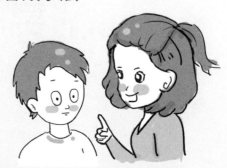

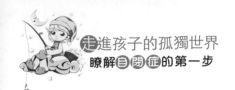
① 醫治自閉症

■ 按時就診

在定期給孩子做體檢時，如果醫生回饋孩子說話慢，或者幼兒園的老師也反映這個孩子與其他孩子有些方面很不一樣，這時就需要警惕起來，去醫院就診。一般就診是去小兒神經科或是兒童精神科，自閉症的症狀這兩個科均可以診斷。

接受醫療機構診斷時，事先準備好對診斷有幫助的資訊很重要（如圖4-1所示）。就診前將孩子出現的各種異常行為做好記錄，在育兒日記中，可以將想要讓醫生特別診斷的地方進行標注。其他的參考資料，如母子健康手冊、幼兒園聯絡簿、體檢資料等也要一起帶上。

母子健康手冊　　育兒日記　　幼兒園聯絡簿　　體驗數據

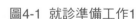

圖4-1　就診準備工作1

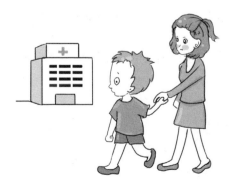

圖4-1　就診準備工作2

■ 診斷後如何應對

診斷的主要目的是為確認孩子是否患有自閉症，但最重要的是在知道孩子患有自閉症之後，接下來要如何應對。（如圖4-2所示）

首先要盡可能為孩子準備可安心進行康復生活的環境，與孩子相處時要使用讓孩子感到安心的方式去與他接觸，儘量尋找一個能夠正確指導孩子日後康復教育的方法與環境。

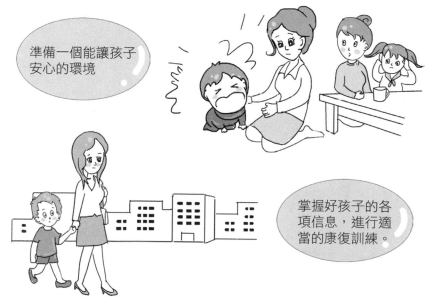

圖4-2　診斷之後的應對

自閉症的殘障範圍很廣，存在著各種各樣的症狀，其表現方式也有個體差別。在自閉症的診斷中，需要細緻地觀察孩子的特徵和特點，全面瞭解掌握孩子的症狀、狀態，會為今後進行恰當的康復訓練提供良好的基礎。

儘管自閉症孩子在語言、行為、智力、理解等方面存在與常人不同之處，但他們也是可愛的生命，也並非一無是處。作為家長，要正視孩子的現狀，多

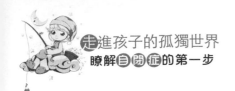
一份耐心與細心，去觀察孩子的點滴，其實他們身上存在很多亮點。他們的生活純粹、真誠、毫無遮掩，遠沒有外面世界的紛繁複雜，且他們常對某件事物產生獨特的興趣愛好，比如唱歌、繪畫、彈琴，甚至要比普通人更加優秀。

雖然自閉症孩子會大哭大鬧不聽話，但那並不是孩子們的本意，那只是孩子們不知道該怎樣去表達自己訴求的一種不太恰當的行為。這時我們要做的不是訓斥與放任，而是對此不當行為做出正確的引導，教會他們如何表達。所以，家長們要有博大的胸襟去寬容接納孩子的一切，當家長可以多從孩子的角度去理解孩子的難處，從而正確對待孩子的問題時，家庭氛圍會逐漸和睦起來，同時也有利於孩子的康復，這是對他們最起碼的尊重。

▲案例：籃球天才

邁克爾·威恩在3歲時被確診為自閉症，他5歲開口說話，第一句話是「大鳥」（如圖4-3所示）。威恩的自閉症狀況較為嚴重，聽到卡車經過時會尖叫，激動了會虐待自己或是撞擊物品。而後，威恩在一個使行為障礙孩子融入正常人群生活的專案幫助下進入一所名為「希臘雅典娜」的高中學習，並加入了學校籃球隊。身材矮小的威恩被認為並不是打籃球的料，但他並未缺席過任何比賽和訓練。2006年的一場比賽，威恩向人們證明了自己的能力。

當距離比賽結束4分鐘時，威恩被派上場，在4分鐘的時間裡，他遠射投球7次，命中6次，得20分。隨後這段精彩的表現在網路上流傳開，新聞也開始爭相報導這一傳奇，大家紛紛寫信給威恩，告訴他，自己如何被他感動。威恩的驚人表現暫時無法用醫學和科學做出解釋，他使我們看到了自閉症患者並非一無是處，他們也和常人一樣可以很優秀！

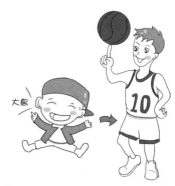

圖4-3 籃球天才

■ 自閉症孩子的早期療育

　　讓自閉症孩子從早期開始接受療育是很重要的。自閉症孩子的問題點在於，無法充分讀懂他人的表情、動作及語氣語調中包含的各種意義，所以無法運用恰當的方式與人交往，無法很好的融入社會。

　　因為自閉症孩子的腦部功能與常人不同，所以若想依靠單純地反復訓練並不能使他們掌握相關社會技能。透由多種針對社會狀況的調查研究顯示，通過從早期開始的持續療育，他們會更容易適應社會。有智力和言語理解障礙的孩子，可通過圖片交換系統的交流方法或通過動作傳達思想的方式，來讓他們掌握生存技能。（如圖4-4所示）

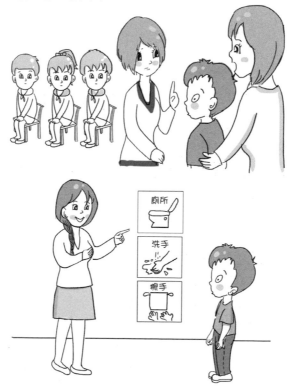

圖4-4　從早期開始的療育

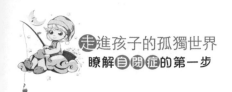
■ 不要盲目用藥

目前為止還沒有治療自閉症的特效藥和特效治療方法，所以請勿相信各類神奇廣告！不過對於自閉症的一些伴隨症狀可使用藥物進行緩解，例如多動、攻擊性、興奮性、自傷等表現。

家長應注意治療時藥物的副作用，需要定期體檢、複查。在為自閉症兒童選擇某種治療方法時，要注意確定其安全性，盲目嘗試不僅會浪費許多精力和財力，且可能給孩子帶來潛在的危害，甚至延誤正確的治療。必須謹記，無論採用哪種方法，一定要在有經驗的專業醫生指導下進行，家長切勿僅僅根據一些資訊和報導就盲目讓孩子用藥。（如圖4-5所示）

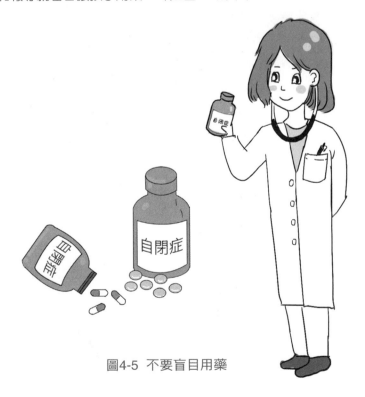

圖4-5　不要盲目用藥

■ 自閉症孩子飲食注意事項

對於自閉症兒童來說，有些孩子可能存在對某種事物的不耐煩，可能會在一定程度上加重其症狀，所以要在日常飲食中儘量注意少食下列食物。

1. 蛋白食物：有些自閉症兒童無法徹底分解牛奶中的酪蛋白，因此，需要控制自閉症兒童儘量少食或不食用牛奶。此外，也要控制雞蛋、優酪乳、霜淇淋等食物的攝入量。值得注意的是，由於牛奶中含有豐富的營養，因此在控制這些食物的攝入量時也應注意補充營養，可食用豆奶或蔬菜作為替代品。

2. 穀類食物：包括燕麥、大麥等製品。日常有些患兒要儘量避免食用諸如燕麥片、黑麵包等麵食類食物。

3. 水楊酸鹽食物：食用含水楊酸鹽成分較高的食物對自閉症患者會產生不良反應，會導致其消化道的可透性增加，此類食物包含柳丁、柚子、番茄等。

4. 含色素的食物：無論是天然色素還是人工色素，合成的過程中都需要添加硫酸鹽，而硫酸鹽可能加重自閉症兒童的病情。此類食物包括巧克力、飲料、果味飲料等。

自閉症患者日常應多食用粗糧、綠色蔬菜，這類食物有利於其身心健康。而每位兒童需要禁食的食物存在差異，因此需要依靠醫生的專業指導，切勿盲目禁食！同時要注意不同食物的營養搭配。

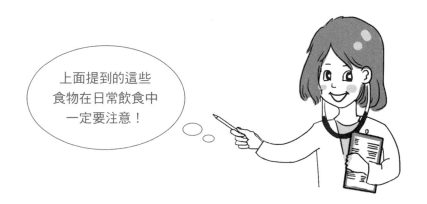

上面提到的這些食物在日常飲食中一定要注意！

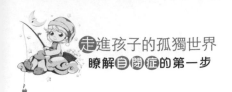
■ 自閉症孩子康復治療原則

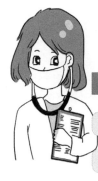

自閉症孩子康復治療原則：

1. 早發現，早治療。越早治療，孩子改善程度越明顯。

2. 促進家長參與，讓父母在訓練中多配合，多參與。

3. 堅持以非藥物治療為主，藥物治療為輔。

4. 治療方案要遵循個體化、結構化與系統化原則。

5. 治療、訓練時，還要兼顧患者的健康狀況，預防疾病。

6. 堅持不懈，總會有效果的。

② 自閉症家庭訓練

■ 家庭訓練的目標與核心

以社會性發展障礙為其主要特徵的精神殘疾被稱作自閉症，也稱為社會功能殘疾。由於自閉症患者存在先天性功能障礙，導致其社會適應能力普遍不高。由此可知，改善自閉症兒童的適應行為，提高其社會適應能力，不僅是自閉症康復訓練的核心目標，也是評價其康復效果的主要評價標準。

自閉症兒童的訓練包含很多內容，如語言訓練、認知訓練、感統訓練、精細動作訓練等，但不論哪一種訓練，都要將訓練方向落實到自閉症兒童生活能力與社會適應能力的改善上。

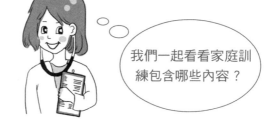

我們一起看看家庭訓練包含哪些內容？

■ 家庭訓練的內容

家庭是社會的縮影，是社會的組成部分。在家庭這個小社會中掌握良好的適應能力，有利於自閉症兒童學習獨立生活的能力，為其日後走入社會打下基礎。所以對自閉症兒童的訓練要首先從家庭訓練開始。家庭訓練包括以下內容：

1. 生活自理訓練

每個人的生活都要先從自理能力開始學習，自閉症兒童也一樣。現如今，許多孩子存在著識字、計算、繪畫等能力很高，自理能力卻偏低的情況，這與家長的教育密不可分，家長們應將培養孩子的自理能力放在首位，在其

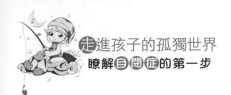

掌握自理能力的基礎上再加以學習上的重視。要知道，縱然掌握優秀的學習技能，如果沒有良好的生活技能，也難以讓孩子良好的走入社會。

自閉症孩子接受機構訓練時，機構老師會通過老師演示、學生練習、家長輔助來教他們怎樣洗手，及洗手的詳細步驟。一些家長可能會存在困惑，「我也是按照這種方式培養孩子的能力，可為什麼孩子到現在四、五歲了還是不能獨立將手清洗乾淨？」原因很簡單，主要還是因為家長為孩子提供的日常練習次數較少，孩子們無法得到充分的練習。

如果按照孩子正常的生活習慣來推算，一日三餐，兩次加餐，去廁所五次，以飯前便後要洗手的模式，每天有十次機會洗手，一個月就有三百次機會。家長若將每次洗手都當做訓練機會，那麼孩子會很快掌握洗手這項技能，且這一技能會在每日生活中加以鞏固，會長期固定下來。

如果家長能將自家的生活節奏放慢，根據自己孩子的特點制定一個自理能力訓練計畫，孩子掌握自理技能並不是難題。而這些機會也只有在家裡和家長生活在一起時才會有，利用好每一次機會，孩子會成為能獨立生活的人。

2. 勞動技能的訓練

勞動在人們的日常生活中是非常重要的一件事，勞動既可以創造價值，又能夠體現出自身的能力和價值。孩子的勞動基本上是做家務，一般的孩子會模仿大人而自發地做這些事情，但自閉症孩子因為對外界的關注較少或是關注偏執而不能完整地接收外部資訊，又因為他們不能很好地認知自己與環境的關係，於是沒有學習做家務的意願。家長要知道，一個人除了能照顧自己之外，學會料理家事是生活中非常重要的一個能力，因此這也成了我們教導孩子的另一個重點內容。

做家事不僅能培養孩子勞動的技能技巧，同時能讓孩子感覺到自己對於家長和環境的重要性，培養其良好的心理素質。但在這一過程中，家長需要幫助孩子清楚每件事情的流程，並協助他們更好地完成全部工作，以獲得成就感。

▲案例：擦桌子訓練

每次吃飯後取走碗筷時，讓孩子和自己去取一塊抹布回到桌邊，然後將抹布平放在桌子上，小手放在抹布上。用力向下壓，沿著家長規定的順序一下一下地擦。然後由媽媽幫助他將抹布收走，放回水槽中

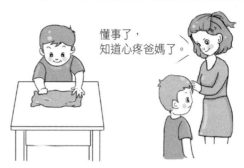

懂事了，知道心疼爸媽了。

擦桌子訓練

清洗。當孩子完成這一切時，家長要高興地表揚孩子懂事了，知道心疼爸爸媽媽了；或是孩子長大了，有本事了，會做家事了；再或者由衷地感激孩子對父母的幫助，還可以給孩子一些感興趣的食物或玩具。

這樣的強化訓練可提高孩子的興趣，培養孩子的情感，讓孩子快樂地參與到活動中。當孩子可以逐漸參與，家長就可以逐步撤掉輔助，直至孩子能夠獨立完成。

▲案例：疊衣服訓練

開始時可以跟著媽媽做，比如媽媽在一旁疊好衣服後，孩子負責把衣服放到衣櫃中，或是疊一些毛巾之類的簡單物品。慢慢地，可以讓孩子完成疊衣服最後的三、四個步驟；或者媽媽在一旁指導孩子完成全過程。在這一過程中媽媽要通過自己快樂的表情和語言調節氣氛，讓孩子在愉悅的氛圍中完成任務。若孩子可以獨立疊好衣服，不僅可減輕家長的負擔，孩子也能從勞動中找到樂趣。

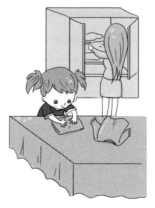

疊衣服訓練

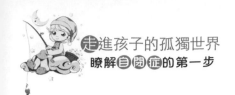
3.行為規範的養成

　　自閉症孩子的行為通常存在我行我素的表現，行事時不會考慮環境及他人的想法。每個人想更好的生活，都需要學會適應環境，但自閉症孩子卻顯得與環境格格不入，也就很難適應社會生活，家長們對於怎樣使孩子更好地融入社會也存在許多困擾。

　　其實，孩子進入社會生活的第一步就是行為規範的養成。例如，在家時晚上不能製造出很大的聲音，以免打擾到家人及鄰居休息；外出時一定要沿馬路的右側行走；在電影院裡不能大聲說話；超市裡的物品不能隨意食用；公園的池塘不能亂扔東西……只有養成這一系列的行為規範，才有利於他們過更好的生活。若自閉症孩子不能理解及掌握這些規則，也不懂得自己的行為受到限制的原因，此時就會發生情緒和行為上的問題，對其融入社會產生阻礙。

　　在生活中，家長需要將這些規則進行整理，然後按步驟教給孩子。在訓練過程中，家長要注意以身作則，例如每次帶孩子逛超市時，都選取固定的路線行走，剛開始時，可以帶著孩子一邊走一邊進行講解：「我們要……」，之後可轉換成使用第一人稱進行描述：「要買麵包，我需要找到麵包……哦，我找到了，我要去那邊拿麵包……再堅持一下，馬上就到了……到了，我要從這裡的貨架上把麵包拿下來。」不斷提供動作示範與輔助，同時也利用自閉症孩子的刻板行為與機械模仿，增強孩子的自我意識。待孩子理解了規則，可試著讓孩子帶領家長買東西，以此促進孩子的自信心，增強孩子對他人的關懷意識與責任感。

　　孩子一旦建立了行為的規範，就能適應生活環境了。但在孩子養成行為規範的過程中，家長如果不能堅持自己的原則，在中途不經意違反規則，就必須馬上糾正，不然孩子的認知會混亂，自閉症孩子不能像一般人那樣分清諸多場合，也不清楚該怎樣做，會導致家長的很多努力無法收穫到結果。

4. 人際交往能力培養

自閉症的核心障礙是人際交往，這也是家長最關心的問題。在社會生活中，人們只有良好的參與到與環境、他人的互動、合作，才能更好地融入、享受社會生活。而人際交往能力的培養，並不是單純的讓自閉症孩子走入人群就可以解決的，而是必須通過示範、指導及多次的演練，才能提高孩子的人際交往能力。

家長可以嘗試從以下幾個方面入手，培養自閉症兒童的人際互動能力：

1. 引導、鼓勵孩子對周圍環境進行觀察。家長可以帶著孩子在遊樂場觀察別的小朋友在做什麼，並在一旁說明每個小朋友的動作和表情。例如，「你看，那個綁辮子的小妹妹摔了一跤，正在哭呢」，「這個小哥哥在盪鞦韆，真好玩」。

2. 示範、帶領、鼓勵孩子與其他小朋友一起玩，建議先由肢體遊戲開始。例如，帶著孩子和其他小朋友一起玩追逐的遊戲，如老鷹捉小雞、丟手帕等，遊戲活動最好選擇自閉症兒童比較感興趣的。

3. 多做讓孩子參與互動類、模仿類的遊戲。例如，捉迷藏、拍手、蹺蹺板、拍皮球等，在此過程中，家長可以有意漏拍或者產生延遲反應，等待自閉症兒童的「催促」，如眼神產生接觸等，以強化互動的效果。

4. 協助孩子玩扮演性遊戲。遊戲的選擇可以從實際物品及與孩子生活經驗相關的活動開始，例如，幫娃娃穿衣服、洗臉刷牙、看醫生等。孩子可以選擇先扮演家長或其他熟悉的人，然後再將遊戲內容發展到熟悉的故事或卡通人物。

5. 角色認知

每個人都生活在社會這個大環境中，在社會各種場合間變換、扮演著不同的角色，比如在家是孩子，在公車上是乘客，到了學校是學生，在商場裡又

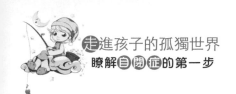
成了顧客。每個社會角色都有不同的責任和行事規則，這些角色規則的掌握對於自閉症孩子來說無疑是個挑戰，家長不要急於求成，而是多一些耐心。

比如在家裡，作為孩子，除了需要孝順父母，他還是這個家庭中的一員，所以對這個家要承擔一定的責任。最簡單的方法就是讓孩子承擔一部分家務，比如將家裡的衣服疊整齊，或者把家裡的垃圾定時放進社區裡的垃圾桶，再或是飯後洗碗等。讓孩子堅持做一件家務事，時間一長，他的心裡就會記掛著這項工作，並且會主動去完成它，孩子的家庭責任感就這樣培養出來了。

每個角色都要有應盡的責任和義務，這就是對角色的認知。在家裡要為家庭服務；在學校要為班級爭光；在公車上不要大聲喧嘩；在商場裡要遵守購物規則⋯⋯家長不必一味地對孩子強調每件事該怎樣，不該怎樣，而應該從自身行動出發，給孩子最好的行為示範，讓他們理解不同環境下行為的變化，並在適當時機加以引導，這樣孩子就會逐步提升對環境和角色的變化、認知。

6. 情緒認知、表達及調節

因為自閉症孩子存在著情緒情感上的障礙，他們不會表達，常常會借助不恰當行為方式與外界溝通。有時一個行為可能會表達多種訴求，例如用哭來表達生氣、饑餓、疼痛等多種負面情緒；或者一種訴求用多個行為來表達，如哭鬧、摔東西、尖叫，都是在表達「爸爸媽媽你們看看我」的意思。

家長需要幫助孩子認知自己的情緒，並且學習如何正確地表達、調節、控制自己的情緒。比如：孩子想要得到一樣東西，因為沒有合適的表達，家長並不知道孩子要傳遞的資訊，就需要去猜測，而猜測的過程中，孩子開始著急，開始尖叫自傷。如果此時家長滿足他的要求，就會讓孩子認為尖叫自傷是正確的表達方法，只要這樣做，爸爸媽媽就可以滿足自己的要求。所以當下次再不高興，沒能得到滿足，孩子自然就會繼續出現此類行為，甚至變本加厲。

最恰當的方法是，當家長猜對了孩子的需求後，應先將孩子想要的東西拿起來，讓孩子看到，但不要急於給他，當孩子安靜下來時，教會孩子表達方

法，例如用手指給爸爸媽媽看他想要什麼，或是使用恰當的語言提出需求，然後才可以將東西給他。在這一過程中，孩子會感知到只有在安靜的狀態下，自己才會得到想要的東西，從而掌握正確的表達方式。

▲ 案例：孩子的自傷行為

小楠，5歲半，日常表現為性格內向，行為刻板，自我封閉，語言交流存在障礙，不聽指令。2歲時被醫院診斷為自閉症。通過日常的觀察可發現，小楠存在自傷行為，例如某次和哥哥進行拼圖比賽，輸給了哥哥，就開始發脾氣，動手打哥哥，家長立即進行制止並訓斥了他，結果導致小楠用頭部不停撞擊地板，在日後的生活中更是頻現自傷行為。

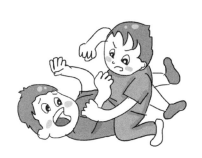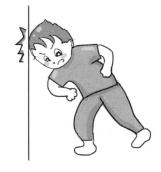

自傷行為

7. 思維認知水準訓練

思維的發展水準和認知對自閉症兒童的發展至關重要。自閉症兒童的社交障礙，雖然不能靠提高智力解決核心問題，但是智力發展受限會導致其社會性能力更低。所以，提升自閉症孩子的思維能力、認知和智力，非常重要。

在思維能力的培養方面，培養孩子分析、概括和推理的能力尤為重要。當孩子認識了某種盒子，就可以泛化到大小不同、材質不同、顏色不同、樣式

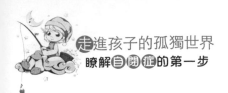
不同的其他盒子，直到孩子見到任何一個盒子都可以識別出來。例如，孩子見到一個他不認識的瓶子，看了又看、想了又想之後說：「這是盒子。」這時家長不要認為孩子錯了，因為此時的孩子儘管沒有說出正確答案，但他的頭腦中有了思維的過程，他通過自己對各種盒子的認識，概括出一個概念，當遇到對自己理解存在困難的問題時，可以用自己既有的經驗來思考和解決這個問題。

家長除了可以培養孩子認知物品及物品特徵的能力，還可以教會孩子與物品有關的情節，及情節間的聯繫。例如，孩子穿了一雙新鞋，家長在教孩子認識鞋的特點以外，還可以教他可能與這雙鞋有關的事情。如果鞋子髒了，要幫助孩子理解鞋子是怎麼髒的？鞋子髒了要怎樣做？這樣就把「新鞋、鞋子髒了、鞋子髒了怎樣做」三個情節聯繫起來。孩子接觸類似情節多了，就可以學會用這種方式來處理自己的生活了。

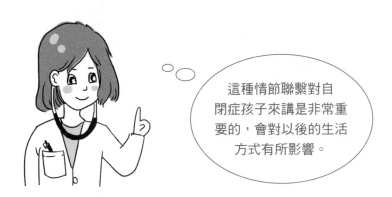

這種情節聯繫對自閉症孩子來講是非常重要的，會對以後的生活方式有所影響。

■ 常見的家庭訓練活動

表4-1：常見的家庭訓練活動

活動專案	具體訓練內容
生活自理	穿（脫）鞋、穿（脫）衣褲、洗臉、刷牙、洗澡、洗手、如廁等
家務勞動	擺放碗筷、收拾餐桌、倒垃圾、拖地、洗衣服等
社會活動	商店購物、乘坐公共汽車、遊樂場遊玩、走訪親戚等
人際溝通	同伴遊戲、打電話、傳話轉述等
業餘愛好	聽音樂、游泳、畫畫、打籃球、騎自行車、溜冰等

　　將生活歸還給孩子，將機會留給孩子，孩子在成長過程中就能潛移默化地學會生活的能力。孩子只要學會了這些技能，就可以自己處理自己的事情，他的自信心和責任感就會越來越強，而當孩子能應對自己的生活，家長的生活也會輕鬆很多，可以在生活中逐漸找回自己。

　　以上家庭活動開展的過程中，家長需要有意識地將生活自理、勞動技能、人際交往、行為規範、情緒表達、角色認知、思維訓練等內容融入家庭活動中，在自然的情境中對自閉症兒童的各項能力進行訓練。

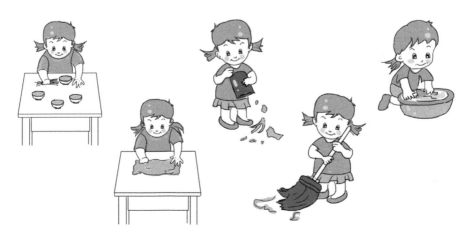

圖4-9　常見的家庭訓練活動

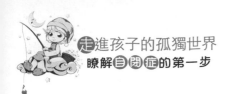
③ 應用行為分析方法

應用行為分析法（applied behavior analysis，ABA），也稱「行為訓練法」、「行為改變技術」等。「行為分析」是研究行為、行為變化及影響因素的一門科學；「應用行為分析」是將行為分析所得的結果進行應用，以達到理解行為和環境之間功能性關係的科學。

ABA作為一種干預模式，於20世紀60年代由美國加州大學洛杉磯分校的心理學教授伊瓦·洛瓦斯（Ivar Lovaas）針對自閉症最突出的行為障礙問題，基於傳統的行為主義學習理論和操作條件作用，而發展演變出的一套較為完整的行為訓練技術和作業系統。

Lovaas博士及助手於1987年和1993年發表了兩個追蹤研究，結果表明ABA早期治療能顯著改善自閉症兒童的功能。19個接受密集行為治療的孩子，有9個能成功地完成常規教育課程，並在智力測驗、適應技能和情緒功能方面，看不出他們和同伴有什麼差別。即便是那些沒有獲得最佳結果的孩子，也在語言、社交、自理和遊戲技能方面有重大收穫，除了2人以外，其他孩子都發展出了功能性語言。在這一研究中，孩子開始接受治療的年齡都在3歲以下。他們平均每週接受40個小時的個別治療，由加州大學洛杉磯分校的大學生實施，並受到研究生和心理學家的指導，平均治療時間在兩年或兩年以上。

1993年凱薩琳·莫里斯（Catherine Maurice）出版《讓我傾聽你的心聲》（Let Me Hear Your Voice），記述了她運用行為課程對兩個自閉症孩子的治療，之後ABA迅速廣泛流行。與許多專業人士和兒童家長一樣，Maurice女士一開始對行為治療不甚瞭解，曾認為行為治療太消極、太僵化。此外，她也曾認為，行為治療效果有限，會使兒童形成機械的行為方式，但其經驗證明，積極、靈活地運用行為治療會取得顯著效果。

1998～2004年與美國法律有關ABA之聽證會及法院判決顯示，ABA被肯

定是自閉症教育中最有效的介入策略。目前，ABA在全世界具有廣泛影響（國際ABA協會有41個會員國家），它完善地詮釋並運用了「正強化」、「懲罰」、「消退」、「鏈鎖」、「輔助/提示」、「漸隱」、「泛化」等行為矯正技術，在操作上形成了一套完整、科學、系統的程式。

■ ABA的行為分析

▲ 案例：哭鬧的樂樂

媽媽帶著樂樂逛商場，樂樂突然看到自己喜歡的玩具並要購買，媽媽說家裡已經有這樣的玩具，不能再買了，但樂樂還是堅持要買，媽媽仍然不同意，這時，孩子突然躺在地上大喊大叫，引起了其他人的注意，而媽媽為了不讓孩子繼續哭鬧，避免在眾人前難堪，選擇了妥協，給孩子購買玩具。從此以後，樂樂一有想要得到的東西就會大哭大鬧。

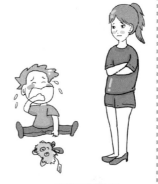
哭鬧的樂樂

▲ 案例：停止哭鬧的樂樂

一天，樂樂和爸爸一同逛商場，也出現了同樣的問題，但爸爸堅決不同意購買，並對樂樂的哭鬧行為不予理睬，並對樂樂說：「我現在要回家，如果你願意繼續在這裡哭鬧，那就自己留在這裡吧。」然後爸爸頭也不回地離開了，看到爸爸真的走遠了，樂樂馬上停止哭鬧，追上爸爸，然後一起回家了。

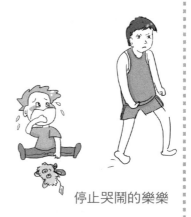
停止哭鬧的樂樂

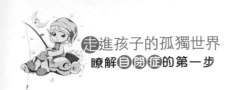
　　其實這一案例在無意中涉及了ABA方法，由此可知，ABA是基於我們日常生活的方法，並不是想像中那樣高深莫測的理論，只要我們能知曉其大致內容，就會在處理孩子日常行為的問題上事半功倍。

1. 功能分析（ABC）──ABA矯正不良行為的前提

　　功能分析其實就是要知曉孩子之所以有這樣的行為是出於什麼目的，因此就需要家長們在日常生活中多觀察、思考，通過分析行為的前事、本身及其結果來知曉孩子的行為功能。

　　A、B、C三個字母分別表示以下含義：

　　A（Antecedents）前提：指問題行為發生前的情境（在什麼情況下發生），包括物理環境和他人行為等，它會刺激問題行為的發生。

　　B（Behavior）行為：行為本身的表現形式。

　　C（Consequences）結果：指問題行為發生後的情境，也包括物理環境和他人行為等，它對問題行為有強化作用。

表4-2：行為功能分析表

日常生活中的前事（A）	孩子易出現的行為（B）	行為結果（C）
1.行為出現的環境：家庭、學校還是大街上？ 2.行為發生前誰在場？ 3.行為發生前孩子在做什麼？ 4.行為發生前環境物理條件（熱、嘈雜等） ……	大喊大叫 自傷、攻擊他人 摔東西 ……	1.行為出現後發生了什麼？ 2.行為出現後您做了什麼？ 3.行為出現後別人做了什麼？ 4.行為出現後孩子得到了什麼？ 5.行為出現後孩子逃避了什麼？ ……

　　我們來分析上面兩個案例中，樂樂為何會在日常生活中表現出這種行為呢？在案例中，因為樂樂的哭鬧，媽媽給樂樂買了玩具，等於是強化了孩子的

問題行為，那以後孩子再想要什麼也會大哭大鬧；之後，樂樂還想要通過哭鬧的行為獲得玩具，但爸爸堅決不給並自行離開，實際上使用了消退的方法來減少孩子的問題行為，那麼，今後孩子類似試圖通過哭鬧獲得想要東西的行為會減少，甚至不再出現。

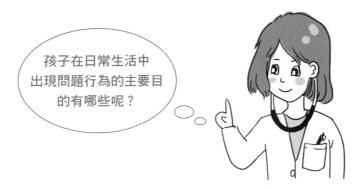

孩子在日常生活中出現問題行為的主要目的有哪些呢？

1. 追求感覺上的刺激。例如有些孩子很喜歡玩泥巴、玩瓶瓶罐罐等。

2. 為獲得某事物。例如想要書本、想聽音樂等。

3. 為吸引他人的注意力。例如上課時，孩子聽不懂覺得無聊，就會大喊大叫吸引老師和同學和他溝通交流。

4. 減少身體上的不適。自閉症孩子語言表達能力不足，當身體出現不適感時，會選擇通過行為問題來解決不適。

2. 自閉症孩子不良行為的矯正方法

強化法。強化分為正負兩種，當孩子出現正確行為時要給予鼓勵，以增加他們日後好行為的次數，這叫做正強化；當孩子出現正確行為時，將他討厭的刺激取出，而後，孩子正確行為次數也會增加，這是負強化。例如當孩子不再咬手指頭時，就將綁好的手套摘下。

隔離法。隔離方法並不難理解，就是當孩子產生不當行為時，將其單獨置於一個陳設簡單，不能產生強化效果的小空間中，屬於懲罰的一種。

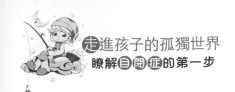

消退法。消退原理對於減少乃至消除孩子不當行為有很強的作用。例如孩子採取不當行為為引起關注時，可以不予理睬，那麼他今後的不當行為就會逐漸減少。

▲ 案例：有變化的晨晨

晨晨有著很強的個性，媽媽對他提出要求時他不順從，並時常逆著媽媽的意願行事。媽媽用盡包括打、罵在內的一切懲治手段都沒有效果，爸爸和他講道理也起不到任何作用。偶然的一次機會，晨晨父母接觸到相關專家，專家建議，一旦晨晨再出現類似行為，可以將他單獨安置於廁所等密閉空間，如此一來，不僅減輕晨晨的反抗行為，而且可增進有效的溝通。

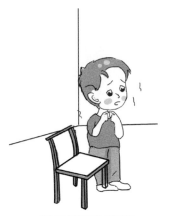

晨晨被關在廁所

在ABA方法的使用中，關鍵的分析因素就是行為功能。家長應意識到不同孩子的相同行為可能存在不同功能，且同一個孩子的相同行為在不同環境下也可能會有多種功能，因此需要家長們仔細分析，知曉行為發生的根源，盡力改變孩子所處環境，以避免發生此類問題行為。

■ 分解式嘗試教學法（DTT）

分解式嘗試教學法又稱「回合式操作教學法」或「離散單元教法」（discrete trial teaching，DTT）。DTT具體過程是由三環節組成：1.給孩子發出指令或要求；2.促使孩子對指令或要求做出回答或反應；3.結果（對孩子的反應強化或提示強化）。一個操作的三個環節完成後，稍微停頓後再給出下

一個指令（開始新的操作）；換言之，DTT的操作特點是先由干預人員給出一個簡短明確的指令，讓患兒做出一個單一性動作，如果患兒根據指令完成這一動作，立即給予預選的獎勵，否則就由干預人員給予適當的口頭提示或必要的身體輔助，待其能自己完成該動作後再逐漸淡出提示或幫助。每一單元都應簡短並與下一單元有一定的時間間隔。這是一種結構性較強的治療方法。

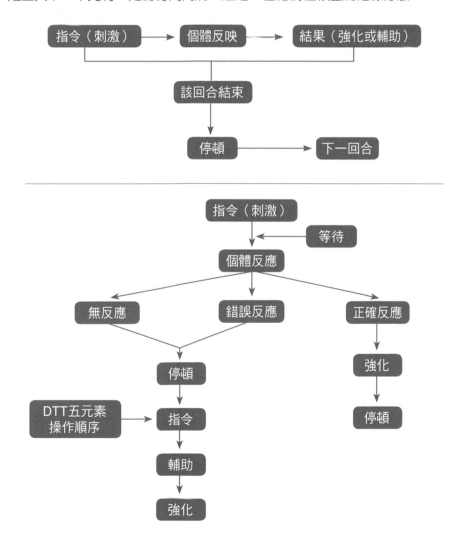

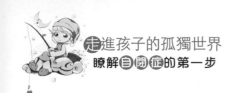
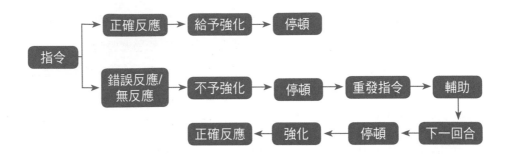

1. 指令

I. 指令的概念

即表達訓練者的要求，讓孩子做什麼事情時出示的刺激。

II. 指令的類別

語言指令（讓孩子做什麼時所說的話）和非語言指令（手勢、示範動作、物品、卡片等）。注意，在發出語言指令時，經常伴隨有非語言的指令。

III. 指令的意義

讓孩子理解別人的意願，建立起自己與別人之間「有關係」的意識。

IV. 發指令的原則

1. 統一性（前後一致）：在開始教一個自閉症孩子時，指令要保持一致，以使孩子準確地理解讓他做什麼；等一段時間後，我們可以將指令改變一下。這是因為自閉症患兒對語言理解存在極大困難，如對「你叫什麼名字？」理解，但不理解「告訴我你的名字」，所以初下指令時要注意表述的一致性，變通反應需後期運用泛化技術進行大量練習。

例1：在開始教孩子模仿動作時一直說：「這樣做」，以後逐漸變為「小強，這樣做好嗎？」

例2：開始時說：「把書給我」，以後可以改變為：「把書拿給我」。

2. 不重複性：如果指令發出後孩子沒有反應，給予輔助，完成一個回

合，再發下一個指令。重複指令是一種指令無效性的表現，也是很多教師初學時容易出現的錯誤。我們要求發出指令後要給孩子一定的思考時間，等待1~3秒沒有反應，就認為是無反應，立刻重新發指令，若失敗，第三次發指令後立刻輔助（一般可以給孩子兩次機會來等待孩子的反應）。

這裡非常重要的一點是，我們想要讓孩子學會在「聽到一次指令後必須做出反應」。如果我們多次地重複：「起立，起立，起立」，孩子會理解為他不必對一個指令做出反應，他可以等待或不反應。孩子不反應時，我們應做的是給予輔助，而不是重複指令。我們的目的是讓孩子知道我們的言語是有意義的，聽到我們說話，他就必須做出反應。

3. 與強化結合使用：在孩子反應正確時給予誇獎（強化）。如果孩子做對了，而我們不對此做出反應，就沒有結果，或者說他的正確反應被忽視了；換言之，是我們的行為在影響著孩子的行為。要想孩子做出適當的反應，我們也必須做出適當的反應。

4. 明確預期反應：發指令前要明確地知道想要孩子做什麼，只有我們自己明確地知道指令的內容和預期反應，孩子才可能明白。因此我們事先要有明確的目標，然後運用指令去達到目標。

Ⅴ. 注意事項

1. 環境單一，目標明確，避免不必要刺激。

2. 觀察孩子反應，給予必要輔導。

3. 語言指令根據孩子的理解能力，把握恰當、提高的原則。

4. 當孩子沒有正確反應時：保持鎮靜，不要著急，更不要和孩子嘔氣；對孩子的不適當反應可以忽視；平靜地對孩子說：「不行，再做一遍。」（視孩子的個別情況而不同，對有些孩子我們什麼都不說，只給他一個糾正錯誤的表情，他就會理解，而對有些孩子，我們卻要以平靜但堅定的語氣說「不行」。）

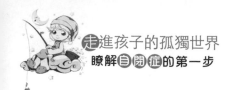

2. 個體反應

孩子在聽到指令後的行為表現，有可能是正確的，也有可能是錯誤的。

3. 輔助

又稱「提示」，是一種附加的刺激，被使用在有意識地引發孩子的正確反應（所期望的反應），說明孩子在指令和正確反應之間建立聯繫，以保證兒童反應的正確性，使強化的目的得以實現。

種類

1. 身體輔助（Physical Prompts）：通過接觸患兒的身體，以幫助他完成正確反應，包括完全的和部分的身體輔助。

2. 動作示範（Modeling Prompts）：通過示範指令的動作幫助孩子理解並完成，前提是孩子會模仿。

3. 手勢輔助（Gestural Prompts）：用手勢動作（指點、示意）幫助孩子做出正確的反應。

4. 方位/環境輔助（Positional Prompts）：將刺激物置於孩子容易給出正確反應的位置。

5. 語言輔助（Verbal Prompts）：用語言補充/描述指令示意出孩子應有的正確反應；在語言刺激中給出（全部或部分）正確答案。注意，此法雖有用，但容易使孩子產生依賴，應儘量少用。

6. 視覺輔助（Visual Prompts）：用圖片或實物對孩子進行提示。

技巧

1. 時間：運用要及時（一般在連續兩次操作失敗以後開始），以幫助孩子建立信心，發生興趣並體驗成就感。

2. 反差：改變刺激物與其他物品的反差程度，誘導孩子作出正確反應，如：大／小、生疏／熟悉、色彩。

3. 儘量避免出現無意識輔助：在完成指令的過程中，避免孩子尋找與指

令內容無關的資訊。

4. 輔助與強化相結合：注意在輔助孩子作出正確反應後給予誇獎。

輔助與強化的關係

1. 輔助與強化相輔相成：「輔助」幫助孩子理解我們在讓他做什麼，「強化」會鼓勵他以後繼續出現這個行為。

2. 輔助程度不同，強化程度也不同：對獨立完成的反應，要給予較強的強化；對有輔助完成的反應，給予的強化就弱一些。

3. 輔助退縮，強化也可能不減弱：輔助的消退與強化頻率的降低不一定是同步的，要視教學目標而定。

4. 輔助消失，強化頻率減弱，順應自然是訓練有效的標記：當輔助消失，孩子開始能夠獨立完成任務時，就要降低強化頻率。

4. 強化

在行為發生之後能維持或增加行為發生的機率，即針對孩子的反應而預設的反應：給予強化/不給予強化。

原理

1. 某一行為適當→給予強化→該行為得到強化而繼續出現。

2. 某一行為不適當→不予強化→該行為沒有得到強化而減少或消失。

種類（根據強化的動力來源）

1. 外在強化：來自孩子以外的獎勵性刺激，如誇獎、實物等。

2. 內在強化：來自孩子本身的獎勵性刺激，如願望、興趣、對社會規則的自覺認可等。

方式（製造正面效果和負面效果的反差）

1. 正強化：通過給予獎勵性的刺激，促進正確行為反應的增長。（學習新事物的時候多使用正強化）

2. 負強化：當不正確反應出現時，出現孩子不喜歡的刺激物，不被期望

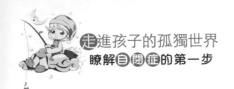
的行為沒有增強而減少或消失；當正確行為反應出現時，就移去孩子所不喜歡的刺激物，被期望的行為因為被增強而繼續出現。（鞏固已學會的事物時，可以使用負強化）

5. 強化物

　　用來對孩子的正確反應進行獎勵的物品或活動，其特點是多樣性，即凡是對孩子能有鼓勵作用的事物，都可能成為強化物。

　　種類

　　一級強化物：直接（間接）與孩子的生理需求有關，如食物、飲品、親撫、依戀物品等，也稱作「初級/原級強化物」或「生理性強化物」。

　　二級強化物：成為一級強化物信號的事物，也稱「次級強化物」。它是在一定條件下透過學習而得到的，是因為它們伴隨初級強化物的反復出現，而對孩子具有了強化的作用。二級強化物又可分為以下幾類：

　　● 社會性強化物：鼓勵/讚揚的語言、表情和動作，如誇獎、笑容、親吻、擁抱等。

　　● 活動性強化物：中斷一下學習，玩孩子喜歡的遊戲，聽音樂等。

　　● 象徵性強化物：分數、紅花、硬幣等。

　　● 內在性強化物：自豪感、完成一個任務後的成就感等。

　　使用原則

　　1. 強化物應放在孩子能看到的位置，讓他明白聽指令就會有好處，但是不要討價還價：「如果你聽話，……，就……」。

　　2. 一級強化物與二級強化物同時使用；二級強化物出現在一級強化物之前；二級強化物逐步替代一級強化物。如果強化物轉換後，孩子正向行為下降時，可以恢復使用一級強化物，待問題解決時，再立刻轉變強化物。

　　3. 強化物的及時給予和及時撤出都非常重要，應避免過度強化（給孩子過多的一級強化物）或單一強化（強化物太單調而缺乏變化），否則強化物很

可能會「失靈」。

強化頻率

1. 高頻強化：對孩子的每次正確反應都給予強化，也被稱為「連續強化」。

高頻強化適宜使用在：

● 孩子配合較弱時。

● 孩子情緒較差時。

● 對孩子提出新的任務時。

2. 低頻強化：在一段時間內只給予一次強化，也被稱為「間隔強化」。我們要更多注意鞏固和保護孩子已經習得的能力，要將強化的頻率降低，將「連續強化」改變為「偶爾強化」，在學術上又將這一點稱為：將孩子置於「局部獎勵方案中」。

低頻強化適宜使用在：

● 孩子能夠較好地配合時。

● 孩子情緒較好時。

● 與孩子進行他所喜歡的活動時。

● 任務難度不大或孩子已表現出能夠獨立完成時。

3. 頻率的改變：強化頻率可以由高向低或由低向高來變化，要根據不同的孩子和教學內容來制訂出更合適的強化方案。當強化頻率降低時，孩子持續正確反應，且情緒穩定，則可繼續降低頻率；反之，需要提高強化頻率。

通過強化頻率的變化，我們可以看到孩子配合能力及自我控制能力的提高。

6.停頓

在下一個指令之前應保留時間空隙，教學間距一般在3~5秒，不能間隔時間過長。

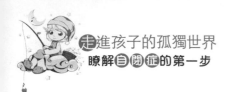

■ 關鍵性技能訓練法（PRT）

關鍵性技能訓練法（pivotal response treatment，PRT），簡言之，DTT是一種在結構化環境中對有特殊需要的孩子進行一對一強化訓練的教育方法，而PRT是一種以DTT為基礎發展起來的情景化教育系統。

PRT是一種源自DTT但又不同於DTT的對自閉症兒童教育干預的新方法。自20世紀70年代以來，以加州大學心理學教授凱戈爾（Robert Koegel）等人為代表大力推動PRT，使得PRT在自閉症教育干預領域中取得了長足的發展。

在PRT發展的早期階段，凱戈爾的體系往往被稱為「自然語言教法」，其主要目的在於提升自閉症兒童的語言能力。到了21世紀，凱戈爾越來越多地用PRT來概括他的教學體系，從而反映了其所干預的目標從語言領域擴展到溝通、社交和行為興趣等關鍵領域。在這一發展過程中，PRT得到了越來越多的科學論證，被美國科學界與政府有關部門評為自閉症干預中最具有科學實證的一種方法，同時也逐漸地得到各國的接受。

I. 理論特色

PRT的理論基礎是ABA，在20幾年的實踐中，PRT又汲取了發展心理學、認知心理學和情景教育方法的有關內容，在理論上表現出如下特色：

1. 在自然環境中執行ABA的原則

相對DTT而言，PRT更強調在自然的教育環境和家庭環境中訓練自閉症兒童，強調儘量安排普通兒童加入到訓練過程中發揮示範與強化作用。

2. 關鍵性技能的主要領域及其定義

凱戈爾根據行為心理學關於行為群和行為泛化的理論，提出對自閉症兒童的教育要著重於關鍵性行為的訓練，因為對關鍵性行為的掌握有可能擴展到該行為群中的其他技能上去。

根據凱戈爾的研究發現，自閉症兒童的關鍵性技能主要包括四個領域：

學習動力、注意力、自我控制能力、語言與行為的主動性。實證研究表明，以上領域是自閉症兒童的重要問題所在，而自閉症兒童通過干預後在這些領域中所取得的進步，完全有可能泛化或影響其他領域的技能和行為。

3. 強調家長培訓與家長參與的必要性

從起源上說，PRT是為了對自閉症兒童家長進行ABA培訓而設計發展出來的。凱戈爾在其臨床實踐中注意到，傳統的ABA對自閉症兒童的干預，一般都是由經過訓練的專業人員來執行完成的。但自閉症兒童家長的有關知識能力和家長對其兒童教育的參與，是自閉症兒童預後的重要決定因素之一。

凱戈爾強調，PRT不僅要注重專業人員對自閉症兒童的教育，也要注重專業人員對兒童家長進行有關教育方法的訓練。與此相應，在評估與測試方面，既有對自閉症兒童的測試，又有對他們家長的評估。

II. 操作技巧

1. 用簡短清晰的指令或問題為兒童的語言等技能的發生發展提供條件。

2. 穿插訓練新舊技能。

3. 培養對外界事物與人的多方面注意力。

4. 分享控制權（既強調兒童有選擇活動內容和獎勵專案的機會，也強調訓練者必須進行一定的控制，從而對兒童進行必要的引導）。

5. 運用有條件獎勵的方法。

6. 充分運用自然的獎勵物（以一個自閉症兒童在生活中學說常用語言為例，在想打開門而自己又開不了門的情況下，他如能說「開門」，就有人能幫他把門打開）。

7. 獎勵兒童的合理努力。

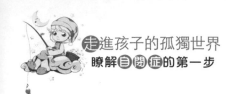
■ 訓練項目舉例

▲ 訓練項目：用強化物引起兒童的注意

訓練目標：提高兒童的目光對視能力

材料：強化物（如：葡萄乾）。

操作方法：訓練開始前，重新測試選定高效能的強化物。經評測選定的強化物為「葡萄乾」。訓練者迅速拿出「葡萄乾」，放置在自己的眉心位置，當兒童注視的瞬間，半秒鐘之內給予「葡萄乾」（出示強化物，由兒童自己來拿），並用驚喜、誇張的表情和語音給予口語強化「看我了，你真棒！」。重複以上環節。

▲ 訓練項目：可以為得到強化物而配合完成學習任務

訓練目標：對所出示的強化物感興趣，並可以為得到強化物而聽從。

材料：強化物（如：糖果）、學習材料（如：一把小椅子）。

操作方法：兒童的強化物為「糖果」。訓練者將「糖果」分為若干小份，在自己的對面放置一把小椅子。拿起一小份「糖果」放在自己的眉心位置，當兒童注視時說：「坐下」，當兒童坐下時，立即給予「糖果」（出示「糖果」，讓兒童自己拿），同時給予口語強化「坐在椅子上了，真棒！」

如果兒童對指令沒有反應，訓練者應立即收回「糖果」。短暫停歇後，再次出示「糖果」在自己的眉心位置，當兒童注視時說：「坐下」，然後馬上用手輔助兒童坐在椅子上，即刻給予「糖果」，並以誇張的表情和語音給予表揚「你太棒了！」

不斷重複以上環節，當兒童聽從指令的能力有所提高時，逐步撤掉輔助，直至兒童可以獨立完成。

擴展專案：拍手、跺腳、拍肩膀、拍腿、舉手、起立……。

▲ 訓練項目：可以等待延遲給予強化物

訓練目標：提高兒童的自我管理能力和合作能力。

材料：強化物（如：實物、小貼畫）、學習材料（如：拼圖、彩色筆與圖案）、「學習任務表」。

操作方法：訓練者制定「學習任務表」。可以選擇兩個或兩個以上，兒童可獨立完成的專案，如：拼圖和塗色。在獲得兒童的注意力後，出示「學習任務表」，說：「先拼拼圖，再塗色，完成後可以得到你喜歡的東西。」（根據兒童語言理解情況，提供相應的視覺提示圖片）。

兒童根據要求，安靜地獨立完成第一個學習任務（將所有拼塊嵌入拼圖，並按要求放置拼圖到指定位置）；之後，輔助兒童在「學習任務表」的相應位置貼上「小帖畫」（或打上「✓」）。接著做第二項任務，用彩色筆為圖案塗上顏色，再在「學習任務表」的相應位置貼上「小帖畫」（或打上「✓」）。

兩項任務完成後，兒童把「學習任務表」交給訓練者，訓練者立即給予兒童喜歡的物品，作為對整個學習專案的鼓勵和強化，同時給予口頭表揚「你真棒，做得太好了！」

擴展專案：完成三個以上的學習專案、根據上課表現，下課後給予獎勵……

▲ 訓練項目：在視野範圍之內，能夠對自己想要的食物、玩具或者活動提出要求

訓練目標：兒童能夠在語言示範、手語示範或圖片交換的情況下提出要求。

材料：對兒童有強化作用的物品或活動、用於溝通的圖片。

操作方法：創設語言溝通表達的情境，如將物品（餅乾）放在兒童能看

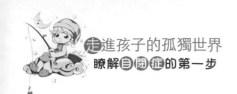
到卻拿不到的地方。當兒童有需求時，或者直接伸手去拿，或者拉他人的手去拿，或者指向餅乾。當兒童有仿說的能力時，訓練者將餅乾放在眉心之間，說「餅乾」，兒童仿說「餅乾」，即可得到餅乾。

在兒童仿說表達時，要求他看著訓練者。訓練者的提示語言也要隨著兒童語言表達能力的提高，由全提示到半提示，最後到獨立表達。以「餅乾」為例，最初訓練者對兒童需全提示說「餅乾」。當兒童能夠對這句話仿說得很熟練時，訓練者可由全提示轉換為半提示「餅…」，當兒童在半提示下仿說得很好時，即可在適當的情境下讓兒童獨立反應，主動表達。

如果兒童可以模仿訓練者做出餅乾的手勢，可得到餅乾。如果兒童不具備仿說的能力，訓練者可介入圖片交換的方法，這時候需要兩個人，拿餅乾的人稱為交流溝通夥伴，另一人為輔助者。交流溝通夥伴手裡拿有餅乾，輔助者輔助兒童拿餅乾的圖片交到溝通夥伴的手裡，交流溝通夥伴立即給予兒童餅乾。

擴展專案：對兒童有強化作用的其他物品或活動，兒童也能夠在語言示範、手語示範和圖片交換的情況下提出要求。

④ 結構化教學

結構化教學（TEACCH）是根據自閉症兒童在語言、交流，及在感知覺、認知行為等方面存在的缺陷進行有針對性的教育。其基本思想是把教學空間、教學設備、時間安排等做系統安排，形成一種模式，使教學的各種因素有機地形成一體，全方位地幫助自閉症兒童學習。其核心是增進自閉症兒童對環境、所受教育及訓練內容的理解和接納。

以個體為中心
自閉症孩子間存在較大的個體差異，因此要根據每個孩子的不同來選擇適當的處理方法，不可照搬照抄。

關注孩子的未來
不應只看到眼前存在的問題，更應有長遠的眼光多考慮孩子的未來。要想到假若沒有父母，孩子是否能獨立生活。

TEACCH 四要素

家長一起參與
在家庭中使用TEACCH時需要家長的共同參與，這樣做可以更細緻地觀察孩子的日常行為，發現異常可儘快解決。

包容、理解孩子
家長要正視孩子的缺陷與不足，不可以將孩子當作累贅，要能夠發掘孩子的潛能，進行正向引導，以促進孩子健康成長。

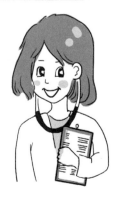

我們一起來看看結構化教學由哪些部分組成？

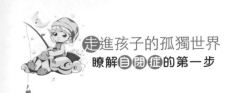

結構化教學由五個部分組成：視覺結構、環境結構、常規、程序時間表和個人工作系統。

■ 視覺結構

通常自閉症兒童擁有較強的視覺學習，所以可以將學習環境、學習材料及工作程序作適當的安排，使自閉症兒童僅依靠視覺就能明白和理解學習要求。

1. 視覺清晰顯示

將學習中重要的物品或資料清晰顯示出來，方便兒童進行辨認。例如，為使兒童能較容易地看到並辨別出自己的座位和放置個人用品的地方，我們可在他們的椅子上或個人用品櫃貼上他感興趣，但是顏色不相同的紙，上面貼有他們的照片或寫有他們的名字。這樣兒童就可無需他人引導而找到自己的位置。

2. 視覺組織

因為自閉症兒童做事刻板，他們喜歡按照固定的程序開展活動，所以活動的組織安排要有序地進行，以便於他們可以知曉自己的活動地點、活動所需物品及活動步驟等，這樣可以幫助兒童順利完成所學內容。例如，要達到兒童收拾餐具或倒垃圾的目標，將兒童需要收拾餐具的位置用線條劃分成四部分，然後在每一部分按順序標記好數字，讓孩子按順序進行清掃，這樣他們就知道該怎樣做了。

3. 視覺指示

利用孩子可理解的文字、圖片將需要完成的工作安排好相應步驟，以便兒童按照指示去完成工作。例如，將洗手的步驟用圖片呈現出來，這樣自閉症兒童在洗手的時候就能夠按照步驟來，長此以往，即使沒有圖片引導，他們也能獨立完成洗手的過程。

■ 環境結構

所謂環境結構就是將兒童的活動與學習空間劃分出明確的界限，使孩子能夠知曉在何種環境中應該進行怎樣的活動。例如，在家中，家長可以借助文字、圖片等方式標出兒童的活動範圍，及放置個人用品的位置，並引導他們按照標誌去做事。由此，孩子可以慢慢區分家中各功能區的要求。

■ 常規

常規，顧名思義，即日常生活學習的習慣與準則，它能夠幫助自閉症孩子掌握遵守秩序的行為習慣，有利於他們的人際交往，幫助他們融入社會。建立常規包括：先後、由上至下、由左至右、按照時間作息表進行工作等。建立常規有助於孩子做事形成遵守順序，有始有終的行為。

■ 程序時間表

程序時間表就是將兒童每日或某段時間中所進行的活動，及這些活動的先後順序進行清楚明確的時間安排，程序時間表能使自閉症兒童明白在什麼時間進行什麼活動，及一項活動結束後下一項是什麼活動，以便兒童按照程序表無需他人提醒自行開展活動。

■ 個人工作系統

個人工作系統包括兒童要完成的工作內容是什麼、工作量有多少、工作完成後會怎樣等，其目的是幫助自閉症兒童建立開始工作、繼續做下一項工作、完成工作的概念；說明兒童形成按順序工作的習慣，從而在有固定的規律模式下學習或完成任務，如圖4-13所示。

幫助兒童按照事件的先後順序和邏輯結構來完成工作是結構化教學的目

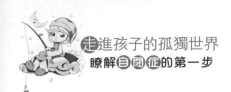

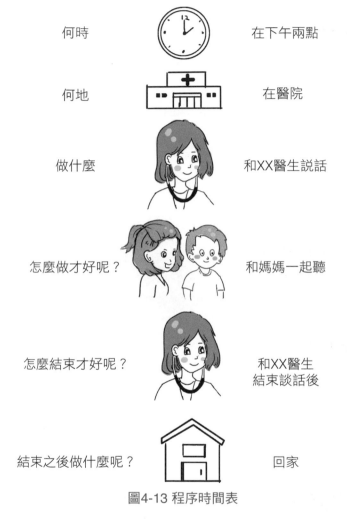

何時　　　　　　　　　　　　在下午兩點

何地　　　　　　　　　　　　在醫院

做什麼　　　　　　　　　　　和XX醫生說話

怎麼做才好呢？　　　　　　　和媽媽一起聽

怎麼結束才好呢？　　　　　　和XX醫生
　　　　　　　　　　　　　　結束談話後

結束之後做什麼呢？　　　　　回家

圖4-13 程序時間表

的，通過視覺化的提示，不斷提醒自閉症兒童工作進展情況，幫助自閉症孩子更好地理解、完成工作。

　　在結構化教學的過程中，家長也要融入多元化的教學方式，結合其他康復策略來綜合訓練，全面提升其個人能力。例如在結構化教學情境中提供練習語言與社會技能的情境，逐漸改變程序時間或程序常規來提升孩子的應變能力。

■ 訓練項目舉例

▲ 訓練項目：洗手

訓練目標：提高兒童生活自理能力，教會兒童獨立洗手。

材料：香皂或者洗手乳、毛巾。

操作方法：兒童洗手的一般步驟為：打開水龍頭→把手淋濕→抹上香皂或洗手乳反復揉搓→把手沖乾淨→關上水龍頭→用毛巾把手擦乾。

根據串聯教學法，每個項目可先從第一目標開始練習，輔助兒童完成第一目標並給予強化，其他目標由訓練者幫助完成。逐漸撤除輔助，當第一目標完成後，開始輔助兒童第二目標，並強化第二目標。依此類推，直到兒童能全部獨立完成，且在生活中經常練習，並泛化。

擴展專案：洗水果、蔬菜等。

▲ 訓練項目：洗臉

訓練目標：提高兒童生活自理能力，教會兒童獨立洗臉。

材料：浴室、兒童洗面乳、毛巾。

操作方法：兒童洗臉的一般步驟為：打開水龍頭→雙手接水將臉弄濕→擠出洗面乳，用手搓出泡沫，然後在臉上搓一搓（注意兒童眼睛）→雙手接水把泡沫沖乾淨→關掉水龍頭→用毛巾把臉和手擦乾淨。

根據串聯教學法，每個項目可先從第一目標開始練習，輔助兒童完成第一目標並給予強化，其他目標由訓練者幫助完成。逐漸撤除輔助，當第一目標完成後，開始輔助兒童第二目標，並強化第二目標。依此類推，直到兒童能全部獨立完成。且在生活中經常練習，並泛化。

擴展專案：洗頭髮。

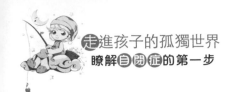
▲ 訓練項目：穿套頭衫

訓練目標：提高兒童生活自理能力，教會兒童獨立穿套頭衫。

材料：兒童套頭衫一件。

操作方法：和穿褲子的過程一樣，重點要教會兒童伸對左右手，兒童穿套頭衫的一般步驟為：

1. 先教兒童把穿套頭衫之前的步驟完成，衣服收到腰的位置，輔助兒童完成最後一步，並及時強化，逐漸撤銷輔助直到兒童能獨立完成。

2. 相同的過程，把衣服收到腋窩位置，逐漸撤銷輔助直到兒童能獨立完成。

3. 輔助兒童把左手伸進左邊袖子裡，右手伸進右邊袖子裡，並逐漸撤銷此步驟的輔助，直到兒童能獨立完成。

4. 逐漸撤銷幫兒童把左手伸進袖子裡的輔助，直到兒童能獨立完成。

5. 教會兒童找到套頭衫的前面，最好在套頭衫上做個標記，給兒童視覺提示。

6. 反復地大量練習，直到兒童學會獨立穿套頭衫。

根據串聯教學法，每個項目可先從第一目標開始練習，輔助兒童完成第一目標並給予強化，其他目標由訓練者幫助完成。逐漸撤除輔助，當第一目標完成後，開始輔助兒童第二目標，並強化第二目標。依此類推，直到兒童能全部獨立完成。且在生活中經常練習，並泛化。

擴展專案：脫套頭衫等。

▲ 訓練項目：將鞋襪放在平時指定的位置

訓練目標：提高兒童生活自理能力，培養兒童學會整理自己的物品。

材料：放鞋子、襪子的櫃子。

操作方法：每次當兒童脫掉鞋子和襪子時，訓練者輔助兒童把鞋子和襪子放入特定的櫃子裡或特定的位置，重複操作多次，逐漸撤銷輔助，直至兒童

能獨立完成。可在兒童放鞋子和襪子的地方貼一個視覺標示，提醒兒童每次脫掉鞋襪要放好，培養良好的生活習慣。

擴展專案：將衣物放入衣櫃、將書包放好、將故事書整理好等。

▲ 訓練項目：往杯子裡倒水

訓練目標：提高兒童生活自理能力，教會兒童把水從水壺倒入杯中。

材料：塑膠水壺一個，喝水杯子一個（半透明塑膠水杯）。

操作方法：剛開始訓練時杯子外面可放一個深一點的盤子，接住漏出來的水，在水杯外3/4處畫一條線，並往水壺裡裝杯子3/4水量的水。然後輔助兒童拿起水壺往水杯中倒水，當水倒完時要對兒童說出關鍵字：「停」，並反復大量操作，直到兒童可以獨立完成。然後可逐漸增加水壺中的水量及杯子的數量。

擴展專案：給客人倒茶、倒果汁、水龍頭接水等。

▲ 訓練項目：擺放餐具

訓練目標：提高兒童生活自理能力，教會兒童把自己的餐具擺放到餐桌上。

材料：湯匙一個、碗一個、筷子一雙。

操作方法：在每次開飯前輔助兒童，把湯匙放進碗裡，並雙手端碗放到自己所坐位置前方的桌子上，如果兒童能用筷子吃飯的話，教兒童把筷子橫放在碗的上邊。反復練習，直到兒童能獨立完成。為了能更好地幫助兒童完成，可在擺放的位置上貼一些視覺提示。平時可多利用家家酒的玩具來幫助兒童大量練習。

擴展專案：家家酒遊戲、幫媽媽做收納等。

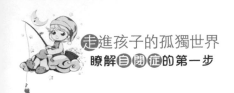
⑤ 人際關係發展干預

　　人際關係發展干預（relationship development intervention，RDI）始於1995年史蒂文和瑞切麗（Steven ＆ Rachelle）創立人際關係中心（Connections Center）。RDI根據發展正常兒童習得建立情感關係的方式，利用結構鮮明、步驟簡單清楚的活動，讓自閉症兒童和父母、照料者及同伴一起遊戲，致力於形成一種RDI生活風格（RDI life style），讓自閉症兒童在日常生活中的各種活動中體驗正面積極的情緒分享與刺激，提高自閉症兒童人際交往能力。

　　RDI的特點在於強調經驗分享互動，注重培養自閉症兒童與環境相分離的社交技能，即在各種情境下都能做出適當的回應，而不僅局限在某些場所或情境當中。在人際關係中心裡，兒童進行一切活動的目標，都是為了感受與人交往過程中最真實的喜悅和刺激，與每個搭檔進行的每一個活動，兒童都會有不同的想法、感受和行為，願意和搭檔一起分享自己真實的情緒反應，並從中感受到快樂，學會與人交往。

■ RDI的理論基礎

　　RDI認為人際互動可分為工具性（instrumental）互動和經驗分享（experience sharing）互動。工具性互動具有明確的目標和既定的步驟，無論互動的對象是誰，都可遵循一套固有的程序和模式，情感溝通並非成功互動的必備要素。

　　自閉症兒童的工具性互動能力可通過密集的應用行為分析或社交技巧訓練而獲得，通常可利用直接講授、社會性故事、行為塑造等方法進行干預；經驗分享互動建立在雙方互相關注的基礎上，互動雙方通過觀察對方的反應而及時調整自己的行為，以使經驗分享互動順利達成。

正常的兒童在遊戲和活動的過程中可同時達成工具性互動和經驗分享互動，而沒有任何外在支持的自閉症兒童很難與他人進行經驗分享互動。由於同一項活動既可是工具性互動，也可發展為經驗分享互動，所以無法簡單地借由互動雙方的情緒反應來辨別。

RDI以經驗分享互動為理論基礎，將一般人都會擁有的不同經驗分成六級，調適階段、學習互動階段、即興變化與共同創造階段、分享外在世界階段、分享內在世界階段、連結自己和他人階段，每一級有四個階段，這六級中的每個階段都代表人際關係發展的轉折性進步。隨著階段的增加，成功地與他人進行互動需要更多的技巧數量，也會更加複雜。經驗分享互動過程中，互動雙方具有高度的彈性與即時的反應變化，RDI將這種獨特的資訊處理過程命名為情感協調機制（emotional coordination）。情感協調機制是進行經驗分享互動的必要條件，因此，要培養自閉症兒童與人交往的能力，必須先使他們學會情感協調機制，這正是RDI所宣導和努力的目標所在。

RDI非常重視父母在自閉症兒童人際關係發展中的作用，將維果斯基的「先行組織者」這一概念延伸為父母的引導式參與。在生命最初的三個月，嬰兒通過與照料他們的人在一起，典型發育（neuro typical，NT）的嬰兒發展出一種識別簡單的「規律—打破規律—重新組織」（regulation-dysregulation-reorganization，RDR）模式的驚人能力，規律（regulation）是在不知不覺中形成對於有節奏的互動的安全感和信任感，但是對很多自閉症兒童而言，他們沒有掌握RDR循環中重組的能力，結果，他們對父母的安全感和信任關係也沒有穩固地建立起來，當引入輕微變化的時候，兒童變得不適，他們變得很消極（跑開、轉過臉、做白日夢、沉迷於某物件、表現得極度愚蠢等）或具攻擊性（發脾氣、打擊等），在「變化」出現以後，模式沒有得到重組，對於自閉症兒童而言，每天的生活是從重複的靜態模式（他們覺得安全的），進入混亂狀態（他們覺得完全無法控制的），再回到他們覺得安全的靜態模式的過程，他們從來沒有想像很好地去接受變化。

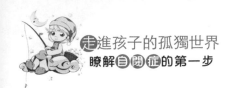
工具性互動與經驗分享互動的區別

特徵	互動類型	
	工具性互動	經驗分享互動
最終結果的具體性與可預測性	期待高度可預測而具體的結果，若無法達成該互動目的，會導致互動雙方失望，甚至憤怒	意料之外的結果所產生的刺激才是從事該互動的主要原因，我們從事這類互動是為了取得不一樣的經驗
互動搭檔的角色	參與互動者的目的是想從對方身上獲取想要的東西，如果可以不需要互動就能達成目的，即使沒有互動也不會有損失	參與互動者的目的是想與搭檔共同創造一段獨特而共同的經驗，而這類互動是無法獨自一人複製的經驗
互動對象的可替換性	儘管與互動對象間有共同的過去經驗，但只要他人也具備必要的互動技巧與知識，這類互動對象是可以隨時換人的	與互動對象的過去共同經驗，能增加未來持續互動的滿意度，互動雙方會因為過去的共同情感經驗而更加重視彼此
可預測的社交劇本、規則與固定角色行為的依賴程度	完全依賴僵化的劇本、規則以及角色行為，雙方都期待對方能照順序一步步來從事這類互動行為	只部分依賴社會規範與角色行為，大部分需根據互動雙方持續的觀察與即時的反應，來維持對互動對象的瞭解與配合
情感溝通的需求程度	對於與互動對象間的情感聯繫，絲毫沒有想要觀察或體驗的意願與需求	需要持續觀察、評估，並體驗與互動對象間的情感聯繫程度

■ RDI的干預目標和原則

1. RDI的干預目標

RDI主要致力於以下六個目標：

1.瞭解並欣賞經驗分享的各種階段。

2.成為經驗分享互動中共同調控互動協調的平等搭檔。

3.瞭解並珍視他人的獨特性——他人的觀點、想法和感受。

4.珍視並努力維持長久的情感關係。

5.在社交與非社交的問題解決領域都具有適應與保持彈性的能力。

6.認識自己的獨特自我，並使自我認同持續成長、發展。

2. RDI的治療原則

RDI的三大基本原則是：社會參照、共同調控和功能先於方法。

社會參照能力可使自閉症兒童不斷地解讀、詮釋他與社交搭檔間的關係，以判斷他與對方協調程度的高低，執行社會參照的能力與意願，是培養經驗分享互動的基礎。具體到治療的實施階段，要求治療師和家長共同做到限制自閉症兒童語言的使用，確保語言能夠起到加強而非取代以視覺為基礎的社會參照。在RDI以往的案例中，沒有一個自閉症兒童的言語能力退化；相反，通過限制自閉症兒童的語言使用，可培養他們把他人的臉部作為資訊來源的中心，不再符號性地理解各種表情，而能夠真正理解表情背後的情緒含義，加強經驗分享互動。

共同調控（co-regulation）指的是互動的其中一方自發性的反應，為了維繫雙方互動的共同意義而改變自己的行為，RDI特別注重讓自閉症兒童成為共同調控者，通過改變自身的行為來配合搭檔的反應，而不是搭檔努力地配合自閉症兒童的各種反應來改變自己的行為。

具體到治療的實施階段，要仔細為兒童挑選社交搭檔。在治療室中，治

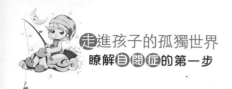
療師會把發展水平相當的兒童安排在同一團體，只有當兒童的經驗分享互動水平相當時，兒童才能在活動中平均分擔共同調控的責任。當自閉症兒童與家長、同學等經驗分享互動水準較高的個體互動時，也要儘量避免水平較高的個體單獨掌握整個互動，單方面調整自己的行為來適應自閉症兒童，這樣不利於自閉症兒童社交水平的提升。

功能優先於方法（functions before means）認為自閉症兒童理解使用社交技能的能力要比學會與人交往的外在模式和步驟重要得多，因為自閉症兒童可能很快學會某種方法與特定的人交往互動，但卻對於交往互動的本質沒有任何概念。

■ RDI的實施

1. 人際關係發展評估（relational development assessment，RDA）

在診斷時，RDI會使用自閉症診斷觀察量表（ADOS-G）和自閉症診斷面談修訂版（ADI-R）來為兒童作診斷，以判斷兒童是否患有自閉症，然後評估兒童語言、認知、知覺、動作、注意力及情緒控制力等各種能力，最後通過人際關係發展評估來衡量兒童的經驗分享能力處於何種水平。

人際關係發展評估包括以日常生活為背景的觀察和針對父母與專業人士的問卷與訪談兩部分，其中針對父母的問卷與訪談是根據經驗分享能力發展的六級設計。除了父母提供的自閉症兒童在日常生活中與他人互動的影片資料之外，還會設計一系列不同階段的經驗分享活動，讓自閉症兒童和媽媽或是主要照顧者一起進行，同時通過單面鏡和錄影機來進行觀察和記錄。

觀察的重點在自閉症兒童的行為是為了維持還是干擾情感協調，及兒童社會參照能力、共同調控能力的水平如何。這樣的觀察通常會持續2小時左右。通過人際關係發展評估可發現，大部分自閉症兒童的經驗分享互動水平多在第四級以前。

評估工作	評估工具	評估內容與方法
初步評估	自閉症診斷訪談量表修訂版（ADI-R）、自閉症診斷觀察量表（ADOS-G）等	❶ 確定患兒在社會交互作用、語言及交流、興趣與行為缺陷、一些特殊能力或天賦上的具體特徵。 ❷ 對患兒的語言、認知、知覺、動作、注意力和情緒調控等方面的發展情況作出評估。
專門評估	人際關係發展評估（RDA）	❶ 觀察家長提供的患兒在日常生活中與他人互動的影片。 ❷ 運用RDA對父母與其他相關人士進行訪談。 ❸ 在結構化情景中對患兒與他人的互動進行現場觀察，並對觀察錄影加以進一步分析。 ❹ 在所收集資料的基礎上，判斷患兒的人際交往能力處於前述兒童人際交往技能發展六階段中的哪一段，以明確列出患兒的治療目標，制訂有針對性的訓練方案。 ❺ 治療訓練開始後還需定期重複評估活動（追蹤變化），以瞭解治療效果和及時調整訓練方案。

2. 干預的實施

　　RDI的實施首先要求有一個理想的訓練活動環境，要允許兒童做任何大肢體動作，活動區內只擺放必要的玩具和道具。要把視覺和聽覺的干擾減到最低。在家中的治療也會要求家長專門劃出一片區域，用來進行兩人經驗分享互動的練習。

　　在訓練活動開始之前，有一個基點階段，所謂基點階段就是讓兒童注意到

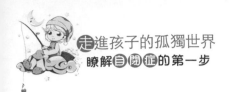

遊戲的「慣性」（pattern），其目標是當遊戲突然終止時，兒童能夠主動要求遊戲繼續下去。這個階段為後面的互動奠定了基礎，兒童能夠主動修復被意外終止的動作，是所有互動的基礎。兒童在基點階段學會與成人互動的模式。

RDI的課程共有六個級別24個階段，六個級別分別為新手（novice）、學徒（apprentice）、挑戰者（challenger）、旅行者（voyager）、探險家（explorer）及合作夥伴（parter），這樣的設計與RDI的總體理論架構是一致的。

第一級：新手

新手的主要任務是讓兒童逐漸接受家長對於互動的調整和監控，同時理解並學會家長對自己行為的指導和糾正。家長在這一階段的一個重要任務就是培養兒童學會將互動對方的面部表情和聲音作為資訊來源中心，這裡的聲音不一定是有意義的語言，也可以是笑聲或歎息等「表情聲音」。

當家長發現兒童的注意力沒有集中到自己的臉部時，可以把自己的手指或是活動中要使用的玩具舉到臉的旁邊，提醒兒童注意，只有當兒童的注意力集中到自己的臉部時才繼續開展下面的活動。

在第一階段，自閉症兒童除了和父母在家中的互動之外，每週還會有15小時左右的時間要到人際關係中心來，在課程治療師和助理的監督指導下進行互動練習。

下面介紹一個第一級活動的範例：吹氣球。媽媽把氣球吹滿氣以後說「1，2，3，放」，如果兒童喜歡，把氣球放掉幾次之後，提醒他把氣球撿回來給媽媽，這時候媽媽可做一些吸引他注意的聲音，確定他有眼神接觸後才開始吹氣球，吹到一半時吸一口氣，可是不吹進氣球裡，等兒童主動要求媽媽繼續吹下去時再繼續吹氣球。兒童在這一階段能通過這種簡單的溝通方式，與成人開展和繼續活動。

第二級：學徒

學徒的主要任務是讓兒童意識並逐漸擔負起調控和修復互動中出現的問

題，學會享受變化所帶來的興奮感。經驗分享互動發展至這一水平的兒童，雖然已經能自然地把家長和治療師當作人際關係的主導者，但仍舊過於被動，因此成人仍要為其提供有組織的結構，在活動中增加刺激和愉悅感。

在第二級活動裡，治療師會引導兒童進行協調動作的系列活動，這類活動的共同特點是可預測的，有高度組織化的架構、清楚的限制與明確的限制，活動的同伴用規定的方式，在特定的空間範圍內控制身體的移動。

這一階段的活動範例有「我推一你倒」、「一起跑步」、「堆懶骨頭椅」等。在這種遊戲裡，兒童可自然地擔當起共同調控者的責任，而不需要觀察與學習。在這一階段結束時，治療師會把人際關係中心水平相當的學員配對一起活動，組成雙人組（dyads）。

第三級：挑戰者

挑戰者的主要任務要求兒童能體會即興的改變遊戲，及與搭檔共同創作的樂趣，並逐漸學會開展集體活動，這就要求兒童從兩人關係的溝通和互動，逐漸過渡到適應多人的集體活動學習過程。

第四級：旅行者

旅行者的主要任務是讓兒童理解主觀體驗和對外部世界的體驗，並知道這兩者是同等重要的；也就是說，由外部動作過渡到內心體驗的聚焦，是這個階段的重要學習任務。

第五級：探險家

探險家的主要任務是讓兒童分享彼此的內心世界，包括對事物的觀點、情緒體驗、興趣等一系列主題。

第六級：合作夥伴

合作夥伴主要注重培養密切的朋友和夥伴關係，努力促進兒童發展與同齡人之間的個人友誼，形成自己生活中重要的甚至是緊密的人際關係。

治療初期所選擇的活動開始和結束時會有明顯的標誌，角色的功能清晰，流程簡單。在自閉症兒童經驗分享互動發展到第三級以前，引導式參與的

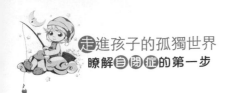

作用都是至關重要的。

所謂引導式參與（Guided Participation）是指家長在自閉症兒童自主進行社會互動之前，對兒童的行為和活動做明確的規則限制，培養兒童主動修復互動缺陷的意識和能力。

引導式參與不但在治療室裡進行，在家裡也有一定的練習時間，時間長短視兒童的發展水平而定。家長在進行引導式參與之前，治療師會在一個裝有單面鏡的房間裡與兒童互動，同時也是在示範給單面鏡另一面的家長看，以學習如何教會兒童遊戲的規則及如何與兒童成功地互動。家長在引導式參與中最重要的任務就是逐步引導自閉症兒童在活動中成為共同調控者，當人際互動出現問題時，他們會是主動修復的一方。

在自閉症兒童開始嘗試結構簡單的活動時，就逐步加入變化的元素，同樣類型的活動不斷增加難度，這樣一來，就可確保兒童獲得的快樂和成就感來自與搭檔共同的活動，而不是來自某個玩具或是活動固定的程序。

父母和自閉症兒童大約每半年就會接受一次系統的再評估，便於隨時調整干預計畫，同時檢驗之前的干預效果如何。

RDI在發展自閉症兒童的人際交往能力方面取得了一定的成果，史蒂文·賈斯汀（Steven E.Gutstein）等人在2007年的一項研究表明，經過平均16個月的干預，實驗組超過50%的兒童不再符合ADOS的標準，作為對比，對照組的兒童接受非常傳統的干預方法，儘管他們比RDI組的兒童多得到5次以上臨床醫學家的干預，在這些核心缺陷領域並沒有表現出明顯的改善；RDI組的兒童在典型教室裡沒有支援的情況下更有行動力。

RDI成功證明了自閉症兒童經過平均18個月以上的治療，可取得較大的改善，70%的兒童至少有一類障礙種類獲得改善，而對照組的兒童沒有任何改善。

■ RDI的評價

1. RDI的優勢

應該說，RDI的理論架構並非完全創新，在治療方法上，RDI根據自己的理論，對應用行為分析、地板時光、TEACCH等多種理論和方法做了取捨，幫助自閉症兒童在變化日益增多的動態系統裡培養出更有意義的情感關係，使自閉症兒童真正感受到人際互動的樂趣。

RDI與ABA的區別之一就是對於強化和獎勵的態度，ABA認為只要不斷地強化再加上外在獎勵，就可以使自閉症兒童學會很多社交技巧，RDI則不使用強化物，注重互動結果帶來的自然獎勵，兒童與他人成功的互動本身就是一種獎勵。RDI與地板時光最大的區別在於，成人在與自閉症兒童互動中所扮演的角色不同，地板時光注重尊重兒童的意願遊戲和活動，成人在一旁提供幫助，而RDI裡的父母則起主導作用，決定活動的內容、形式以及進展。

RDI注重發展和加強自閉症兒童內在人際交往的動機，通過指導，使父母能夠敏感地發現兒童現有的發展狀況，幫助自閉症兒童練習已有的能力，促使兒童能夠進行自我泛化和類化，不但在熟悉的情境中慢慢遷移到類似情境，直到在完全陌生的情境中也能自如地運用他已經掌握的與人交往的能力。

RDI最大的特色在於注重兒童內在的、天生的與人交往的動機在自閉症兒童社會性發展過程中的巨大作用，在RDI的干預計畫裡，治療師、家長、教師的作用在於當兒童需要的時候為他提供必要的、合適的支援，做一個同行者而非指導者。RDI認為要使自閉症兒童學會某種社交技能，不一定非得需要外在的強化和獎勵，來自人際互動本身的喜悅和興奮感足以促使他們繼續學習下去。

2. RDI的不足

首先，RDI對於經驗分享互動發展的六級、24個階段的劃分看起來比較完善，對於發展的各個階段都有涉及，但如果深入探索其理論依據就會發現，

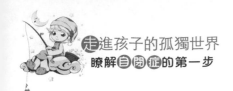
RDI 的理論架構還有不完善的地方，針對人際活動共同調節的心理學和溝通理論的基本問題，如自閉症兒童的聯合注意能力缺陷、心智理論缺失，RDI還需要進一步明確。具體到干預過程中，干預的方法、道具、流程和階段設置與理論問題是怎樣相互銜接和相互呼應的？六級、24階段劃分的理論依據和理論支持是什麼？設置的合理性是否有嚴謹的論證？這些問題都能得到更深刻細緻的關注。

其次，RDI對父母和照料者的要求非常高，父母和照料者必須具備一定的時間和接受、學習能力，才能勝任引導式參與的重任，這在一定程度上使得相當一部分自閉症兒童無法通過該療法獲得進步。

最後，目前對於RDI效果評價的研究，一方面沒有大樣本推廣，另一方面缺乏對無關因素的嚴格控制，說服力有待提升。

綜上所述，RDI是著眼於自閉症兒童的核心問題，同時融合兒童發展理論、交際、學習理論，並考慮自閉症問題本身複雜性的一種干預方法。該方法強調建立RDI式家庭生活模式，重視治療和訓練中的生態學效度，體現了當前心理和教育領域中人本主義和現實主義的取向，並在實踐中取得了成效。由於實踐時間較短，接受治療的自閉症兒童人數較少，在理論和技術上仍然有待進一步試驗和提升。

⑥ 地板時光

　　地板時光（floor time）是通過親子互動，建立和諧融洽的關係，刺激孩子對人的興趣，豐富孩子的意念和思維，吸引他們與互動對象聯繫，令孩子更靈活、主動及具創意，發展孩子的智力和情感。簡單來說，地板時光是一種通過成人與孩子之間的遊戲來增加互動的遊戲訓練法。

■「地板時光」的目標

　　「地板時光」療法的目標，是說明兒童實現心理發展的六大基礎性任務，或六個基本能力：

　　1. 對周圍的環境、情境、聲音等刺激能有效表達自己的興趣和感受，具備情緒體驗和自我調節的能力。

　　2. 與父母等「重要他人」在互動性的日常經驗中體驗到親密感的能力。

　　3. 與他人進行密切接觸、相互影響的雙向溝通能力。

　　4. 豐富、複雜的表情表達（動作或言語）能力。

　　5. 通過想像和遊戲產生觀念的想像能力。

　　6. 在各種不同觀念之間建立聯繫的能力，即現實構想和邏輯建構的能力，包括遊戲活動的規劃、話語的邏輯表達、情緒感受和個人意見的確切表達，形成周密的問題解決程序的能力。

　　上述能力不同於傳統意義上的認知技能，也不是一般性的社交技巧，而是更基本的「功能性的」情緒體驗、表達、調節能力，是兒童知覺、想像、思維、問題解決能力發展的基礎條件。

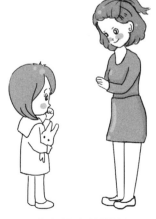

建立親密的關係

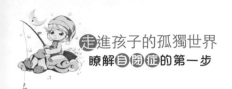
■「地板時光」的實施原則

　　「地板時光」療法重視自發性和趣味性，強調治療者是兒童發展的促進者，是兒童活躍的遊戲玩伴。它不主張直接干預，而強調在學習過程中以兒童的興趣為導向，積極地激勵兒童在遊戲活動中反復體驗並表達自己的感受，從而導向有意義的創造性學習。治療者遵循的一般原則是：

　　1. 將所有的注意力放在兒童身上，不受干擾。

　　2. 保持細心、耐心、輕鬆愉快的心情。

　　3. 能夠覺察到自己的情緒感受。

　　4. 與孩子的情緒狀態保持共情和同步。

　　5. 隨時調控自己的聲調及肢體動作。

　　6. 靈活調節活動，以適應兒童多層次發展的需要。

　　7. 緊密跟隨兒童的興趣指向，保持互動的連續性。

　　8. 嚴格避免各種攻擊和傷害行為。

　　孩子的父母、其他家庭成員和朋友等，都可以學會成為「地板時光」的實施者。一般一天安排10次，每次20~30分鐘。要點在於：要利用孩子的基本情感或意圖，設計日常生活中具體的活動情境和遊戲，以激發孩子的情緒體驗和表達，通過愉悅的互動循環達成治療的目標。所謂「互動循環」，就是成人與兒童之間成功交往的一次應答，比如，媽媽對孩子笑，孩子也對媽媽笑，就是一次交往的互動循環。通過一次次互動循環的「螺旋式上升」，交往活動的複雜性層層遞進，以促進兒童心理發展水準不斷提升。

■「地板時光」的操作步驟

「地板時光」有哪些
操作步驟呢？

1. **觀察**：觀察孩子的表情、動作、語言、肢體語言等，以決定如何接近孩子。

2. **接近孩子**：在瞭解孩子基本狀況的基礎上，試著使用語言和手勢接近孩子，開始與孩子交流，然後瞭解孩子的興趣、愛好和特點。

3. **以孩子為主導**：在遊戲的過程中遵從孩子的意願，遊戲的節奏讓孩子決定。

4. **拓展遊戲**：以孩子為主導的同時不斷拓展遊戲，在遊戲的過程中提出問題，對遊戲做出評價等。

5. **結束交流的回合**：當家長對孩子的遊戲做出評論和手勢時，孩子會根據家長的評論和手勢結束一個回合，然後開始另一個回合的交流。

■「地板時光」的家庭時機

1. **穿脫衣服時**：需要孩子用語言來決定自己要穿哪件衣服，即使是簡單的幾個字都可以。

2. **吃飯時**：和孩子談論有關食物的事情。可以問他想吃什麼？

3. **上學、放學路上**：在上學路上可以談論他最想和哪個小朋友玩？原因是什麼？在放學路上可以讓孩子講述當天發生的事情，這一環節安排在校園裡最為恰當，因為校園會為他回想當天發生的事情提供視覺輔助。

4. **洗澡時**：在浴缸中放一些孩子喜歡的玩具，一邊洗澡一邊和孩子玩。

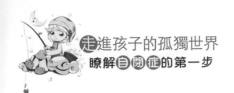
5. **睡覺時**：可以為孩子講睡前故事，一方面能夠增加親子間的親密度，另一方面可幫助孩子平復情緒，以便很好的入睡。

■ 將日常活動演變為需要解決的問題

1. 把他喜歡的東西移動了位置。
2. 喝水的時候，杯蓋沒打開。
3. 讓孩子穿衣服，可他必須穿的校服找不到。
4. 讓孩子吃飯，但沒有給他準備碗筷。
5. 把孩子的東西放在高處，孩子能看到但拿不到。

■ 項目訓練舉例

▲ 訓練項目：搶奶糖遊戲

家長與孩子面對而坐，兩者間放置一張小桌子，桌子上放一小塊奶糖，然後家長喊：「1、2、3」，「3」字一出口就快速搶到奶糖放進嘴裡吃掉。剛開始時家長的速度可以慢一點，讓孩子多搶到幾次，待孩子熟練後加快速度，以促進孩子競爭意識的形成。這一遊戲重要的一點是兩個人都要遵守規則，如果有一方違規，則懲罰他不許吃奶糖。當孩子完全能夠理解並遵守遊戲規則後，可以加大難度，例如將奶糖放在客廳窗前，家長和孩子在客廳的另一面去搶奶糖。這樣一來可以充分調動起孩子的積極性。（如圖4-16所示）

遊戲的過程中，家長要注意為孩子展現心理活動，例如，家長贏了，就用誇張的表情表達高興的心情，拿起奶糖高興地放到嘴裡，並說「太好吃了，贏了就能吃到奶糖了，太高興了，下次我要更快一點，我還要贏」之類的話語。如果輸了，家長就要表現出很失望的樣子，並說「又輸了，沒吃到，我想吃，下次快一點一定能拿到」之類的話。這樣可以把人的內在想法表現出來給

孩子，讓孩子知道在不同場景下要有不同的反應，使孩子在多次刺激後養成這一心理活動。

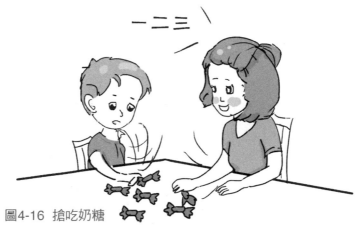

圖4-16 搶吃奶糖

▲ 訓練項目：水果遊戲

在孩子想吃水果的時候，家長可以準備兩份不同的水果，分別放在兩個碗裡，例如一份是孩子愛吃的桃子，另一份是孩子不愛吃的李子。然後將其中一種水果放在孩子眼前，觀察孩子的反應，如果孩子點頭了，或是笑了，就給他吃。如果孩子搖頭了，或是躲開了，就拿開。孩子會在這個過程中逐漸理解自己的動作與家長行為的存在關係。接下來，家長不要在孩子出現動作後馬上就給，而是等孩子的目光與家長的目光有接觸時才給，孩子會逐漸明白在與人溝通時要關注對方。（如圖4-17所示）

孩子因為能吃到自己喜愛的水果而願意做這個遊戲。當孩子非常理解並能遵守這個遊戲規則時，家長可以和孩子互換身份，讓孩子學習怎樣發起交往，以及自己要怎樣能更好地運用肢體語言。過程中要注意：

1. 選用的食物要儘量小，讓孩子慢慢吃，孩子一旦吃飽了就不會繼續參與活動了。

2. 媽媽要一直處於尋找孩子目光的狀態，在與孩子目光發生碰撞的那一

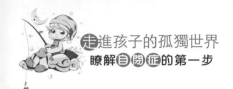
刻，試著用目光詢問孩子：「是要這個嗎？」

　　3. 遊戲中，媽媽要根據孩子的反應而變化表情，例如，孩子吃到桃子時，媽媽要表現出幸福與滿足的樣子；孩子吃到李子時，媽媽要表現出痛苦和無奈的樣子。

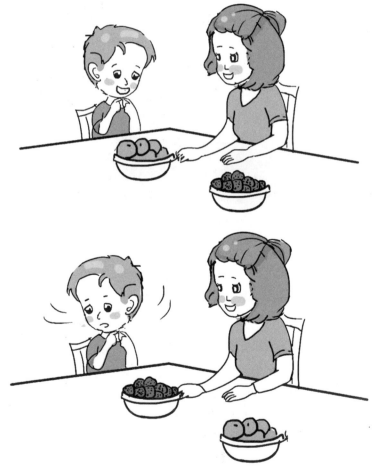

圖4-17　桃子與李子

▲ 訓練項目：吃蘋果遊戲

對自閉症兒童來說，理解他人的想法是一個巨大的考驗，自閉症兒童很難站在對方的角度來看待問題和調整自己的行為。家長可以在家庭中開展以下類似的遊戲，訓練孩子這方面的能力：爸爸、媽媽和孩子三個人，媽媽拿出一顆蘋果舉到孩子的面前，引導孩子看爸爸，如果爸爸點頭，孩子就可以接過蘋果吃掉，如果爸爸搖頭，孩子就不能接也不能吃。這一遊戲既可讓孩子理解遊戲規則，又能讓孩子學會觀察他人的反應，再根據他人的反應來調整自己的行為。（如圖4-18所示）

家長在遊戲的過程中，可根據孩子存在的具體問題設計不同的遊戲內容。

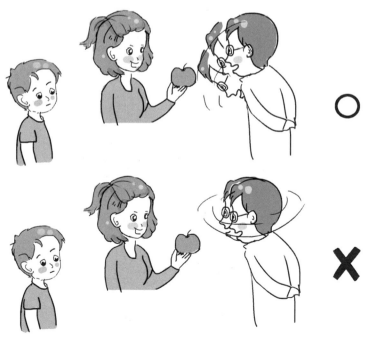

圖4-18 吃蘋果遊戲

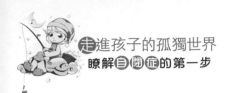
⑦ 圖片交換溝通系統

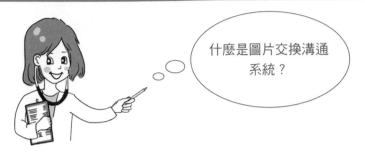

什麼是圖片交換溝通系統？

　　圖片交換溝通系統（PECS），是一套針對自閉症兒童語言表達能力差而設計，專門訓練自閉症兒童與人溝通的系統，其特點是按兒童的程度分階段實施訓練，讓自閉症兒童使用圖片輔助溝通，以達到提升自閉症兒童溝通意願的目的。

　　圖片交換溝通系統的六個階段如下圖所示：

```
┌─────────────────────────────┐
│     第一階段：以物換物          │
└─────────────────────────────┘
              ▼
┌─────────────────────────────┐
│     第二階段：增加自發性        │
└─────────────────────────────┘
              ▼
┌─────────────────────────────┐
│     第三階段：辨識圖卡          │
└─────────────────────────────┘
              ▼
┌─────────────────────────────┐
│     第四階段：句式結構          │
└─────────────────────────────┘
              ▼
┌─────────────────────────────┐
│   第五階段：回應「你要什麼」     │
└─────────────────────────────┘
              ▼
┌─────────────────────────────┐
│ 第六階段：能回答評論性問題及表達意念 │
└─────────────────────────────┘
```

■ 以物換物

此階段希望能夠為兒童建立一個溝通的基本模式。當兒童想要某一個眼前的物品時，能夠拿取面前畫有該物品的圖卡，交到家長手中，以換取想要的物品，或者可通過提示者的協助來完成圖卡換物。

家長在訓練時要避免口頭提示，以免干擾兒童的選擇。在這一階段中，兒童面前只有一種圖卡，即兒童想要的物品。在訓練過程中，圖卡可進行不同的變換，同時提示者和溝通對象也可隨時變換。

■ 增加自發性

此階段的目標為增加兒童溝通的自發性。兒童要自行走向附近的溝通板，拿起圖卡，找到溝通對象，將圖卡放在他手中。提示者可以在這個階段逐漸淡出。

■ 辨識圖卡

當兒童建立起溝通模式並提高了溝通的自發性後，可以學習辨認圖卡。兒童想得到某物品時，他要走向溝通板，在眾多圖卡中取出正確的圖卡，走向家長，將圖卡交到他手中。家長可逐漸增加圖卡的數量，讓孩子辨認。例如，當兒童想吃某一種水果時，他需要從眾多的水果圖片中挑選出想要的水果。兒童辨識能力提高後，可逐漸增加卡片，將各類蔬菜卡片混入水果圖片中，讓兒童辨識自己

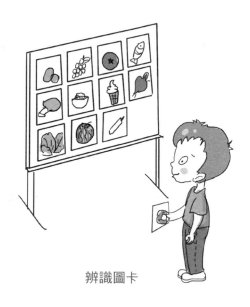

辨識圖卡

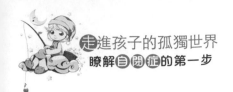
想吃的水果。在這個階段，家長有時可有意將兒童想要的物品給錯，這樣能提高他們的辨別能力，同時也能提高他們的自信心。

■句式結構

當兒童學習了一定數量的圖卡後，可以開始學習組織句子了。當兒童想要得到某件物品時，需要他走到溝通板處，拿起「我要」圖卡，貼在一個小板上，再拿起物件圖卡，貼在「我要」的圖卡，再將小板交到家長手中，換取自己想要的物品。

■ 回應「你要什麼？」

兒童可自如使用圖卡表達意願時，便可以學習回答「你要什麼？」的提問了，家長可運用延遲提示策略來訓練兒童。剛開始時可以對所提出的問題進行提示，以後根據兒童的表現逐漸減少提示，直至兒童能自行回應問題，家長便可不再提示。

■ 能回答評論性問題及表達意念

當兒童能夠掌握上述目標後，可開始學習回答評論性及描述性的問題，例如「你要什麼？」、「你看到什麼？」等。在此階段，兒童已經不只表達個人需求，更學會對環境與事物作出自己的評價與描述，例如：「我要……」、「我看到……」。

■ 圖片交換溝通系統的注意事項

1. 圖片交換溝通系統主要是為了幫助自閉症孩子學會與人溝通，而不是用來強迫孩子說話的工具。

2. 第一階段與第二階段起初只使用一張圖片，當孩子逐漸鞏固後再加大

難度。

　　3. 前三個階段中，家長不需要使用語言，主要注重親子間的溝通與互動，使孩子理解，需要某樣物品時需要用圖片進行交換。

　　4. 在第四階段，不可強迫孩子說話。通常情況下，如果前四個階段做的沒問題，很多孩子有了主動交流的意識後，在這一階段會主動說一些簡單的語言，但也有不能夠說話的孩子，一定不要強迫他們。

　　5. 在家中進行PECS訓練時，要注意變換情境，觀察強化物，瞭解兒童喜歡的事物。每次訓練不能過長，但次數要頻繁，一切訓練都應遵守PECS的基本原則。

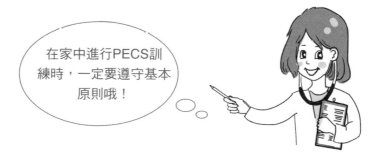

在家中進行PECS訓練時，一定要遵守基本原則哦！

■ 訓練項目舉例

▲ 訓練項目：不在視野範圍內，兒童能提出所需要的物品

　　訓練目標：兒童能夠在「你要什麼？」或者無任何提示的情況下提出要求。

　　材料：缺少的那一部分物品是兒童想要的。

　　操作方法：當兒童主動提出喝果汁的要求時，訓練者只給他果汁，不給吸管。前期訓練時可給語言提示「你要什麼？」，等3~5秒鐘，如果兒童沒有給予語言回應或回應錯誤，訓練者要給答案提示「吸管」，兒童跟隨仿說。隨著兒童能力的提升，訓練者要逐步退出語言輔助，訓練者也要變通問句「少

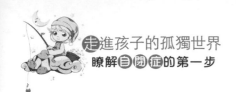
了什麼？」，使兒童能夠獨立要求所欠缺的物品（「我要吸管」或「給我吸管」）。

擴展專案：當兒童要求拼小熊拼圖的時候，只給他小熊的身體和腳，讓兒童自己要求要小熊的「頭」。

兒童能夠在自然情境中，自主要求不在視野範圍內的至少20樣東西。

▲ 訓練項目：用恰當的方式表達「要」或「不要」

訓練目標：增加社會交往技能，提高社會交往能力及與他人的溝通能力。

材料：強化物（兒童喜歡的「泡泡水」）、兒童不喜歡的物品（積木）。

操作方法：訓練者出示兒童喜歡的「泡泡水」，兒童說：「我要」（或拍拍自己的胸脯、點頭或出示相應圖片給你）時，立即吹出「泡泡」，同時口頭表揚「說得真好！」；當訓練者出示兒童不喜歡的積木時，教他說：「不要」（或擺手、搖頭或出示表示「不要」的圖片），馬上收回積木，並立即口頭描述「不要就不給你了，做得真棒！」。

擴展專案：在日常生活中所有兒童表示拒絕的場合。

▲ 訓練項目：用恰當的方式做出選擇

訓練目標：增加社會交往技能，提高社會交往能力及與他人的溝通能力。

材料：兒童喜歡的物品（泡泡水）、兒童不喜歡的物品（積木）。

操作方法：訓練者同時出示兒童喜歡的「泡泡水」和「積木」，兒童的手伸向「泡泡水」時，教他說：「我要泡泡水」（遞給訓練者相應的圖片、或用手指指向泡泡水），立即給予「泡泡水」（或吹出泡泡），同時口頭表揚「說得真好，給你！」；當訓練者給予兒童不喜歡的「積木」，兒童推開時，教他看著訓練者，說：「我不要積木，我要吹泡泡。」（或擺手、搖頭、出示「泡泡水」的圖片）。馬上收回「積木」，給予「泡泡水」。同時口頭描述「好的，不要積木，給你泡泡水」。

▲ 訓練項目：對熟悉的人給的幫助或給予表示感謝

訓練目標：增加社會交往技能，提高社會交往能力及與他人的溝通能力

材料：兒童喜歡的物品（糖果）。

操作方法：訓練者出示兒童喜歡的「糖果」，兒童說：「我想要糖果」（或拍拍自己）時，立即把糖果遞給兒童，同時說：「謝謝！」，要求兒童模仿說出「謝謝！」（或用圖片及肢體語言表示感謝）後，立即給予糖果，並口頭表揚「真有禮貌！」。

擴展專案：泛化到生活中所有適合的場合（含熟悉的人和陌生人）。

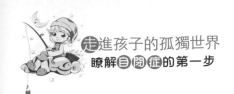
⑧ 輔助方法──感覺統合訓練

感覺統合的概念是美國南加州大學的愛爾絲博士（Dr.Jean Aryes）在1969年提出的，是指人體感覺器官（眼睛、耳朵、鼻子、舌頭、皮膚等）從環境中獲得不同的感覺資訊（視覺、聽覺、味覺、嗅覺、觸覺等），將其輸入大腦，大腦對輸入的資訊進行統合、分析，並作出適應性反應的能力。

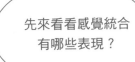

先來看看感覺統合
有哪些表現？

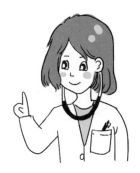

■ 感覺統合失調的表現

1. **本體感覺失調**：喜歡他人用力擠、推、壓。動作模仿不到位，對力度沒有控制能力，常因為力度過小而抓不住東西，或因力度過大損壞了物品。對速度的控制能力較差，一旦跑起來就很難接受停止指示。不怕危險，喜歡待在高處。

2. **前庭感覺失調**：喜歡自轉，連續轉很久都不會頭暈，對轉動的東西感興趣。喜歡邊走邊跳但平衡能力差，走路東倒西歪，經常會碰撞物品。

3. **聽覺系統失調**：不討厭、甚至喜歡尖銳刺耳的聲音；對高分貝的聲音反應差，甚至無反應；對他人的話聽而不聞；喜歡無端尖叫或自言自語。

4. **觸覺系統失調**：偏食，暴飲暴食；喜歡吮吸手指，咬指甲。特別喜歡某些活動，如玩沙、玩水、刮東西。拒絕使用一些不同質地的東西，如糨糊、黏土等。

■家庭開展感覺統合訓練

感覺統合訓練是指基於兒童的神經發展需要，引導兒童對感覺刺激作適當反應的訓練，此訓練提供前庭（重力與運動）、本體感覺（肌肉與感覺）及觸覺等刺激的全身運動，其目的不在於增強運動技能，而是改善大腦對外界各種資訊的整合能力。

家庭該如何開展感覺統合訓練呢？

1. **本體感覺**：所謂本體感覺活動，就是需要身體出力氣的活動。所以有機會帶孩子去賣場時，可以由孩子負責提較輕的籃子；需要出門時，走幾層樓梯來增加其身體活動量；讓孩子做一些簡單的家事，如：擦桌子、擦地板，使孩子全身出力來獲得本體感覺刺激。

2. **前庭感覺**：尚未掌握行走技能的嬰幼兒，可由兩個大人用毯子製作一個搖搖床，讓孩子躺或趴在其中，慢慢搖晃毯子；將棉被和枕頭堆成小山坡，讓孩子爬上去再翻滾下來；利用家中較空曠的空間放置較安全的桌椅，讓孩子鑽爬。已經會走會跑的孩子，可帶他們到室外玩一些如折返跑的簡單遊戲；也可以利用社區資源，如：滑梯、鞦韆、蹺蹺板等，讓孩子得到充分活動，以獲得刺激感。（如圖4-20所示）

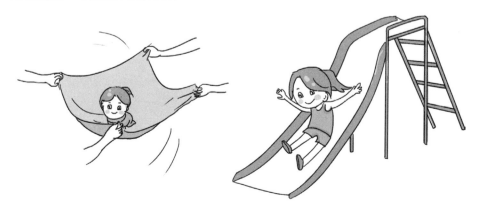

圖4-20 前庭感覺訓練

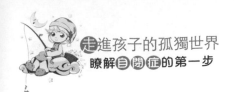

3. 視覺系統：視覺功能正常的幼兒，需要配合認知發展視知覺，例如：在一堆物品中找出指定物、將蘋果切開後再組合到一起、簡易迷宮遊戲、在卡片中一定的位置上蓋章等。

4. 觸覺系統：幼兒皮膚需要體驗不同的觸覺。只要是安全的物品，不論是何種材質，都能夠讓幼兒接觸，包括：柔軟的、粗糙的、軟的、硬的、黏黏的、溫溫的、冰冰的等。孩子如果大於3歲，可以讓他試著只靠觸覺找東西，但必須是用視覺已會辨認的物品，通過這些活動，可加強孩子觸知覺敏銳度。

5. 聽覺系統：讓幼兒對所聽到的聲音和發音物進行配對，例如水龍頭的聲音、鋼琴的聲音、汽車喇叭的聲音等。

■ 訓練項目舉例

▲ 訓練項目：搖晃沙錘

訓練目標：提高手掌的抓握能力和手部控制能力。

材料：沙錘兩個。

操作方法：輔助兒童用右手抓握沙錘，上下搖晃，重複操作多次，逐步撤除輔助，當兒童獨立完成後再教兒童左右搖晃。當兒童完全掌握後，配上相應的律動音樂，將兒童學會的搖晃沙錘技能泛化到情境中。

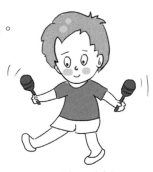

搖晃沙錘

擴展專案：搖撥浪鼓、搖小旗子、彩帶、雙手搖沙錘等。

▲ 訓練項目：左右換手

訓練目標：提高手掌的抓握能力和前臂的協調能力。

材料：沙包一個。

操作方法：訓練者輔助兒童用右手掌抓住一個沙包，左手伸開，把右手

的沙包放到左手掌，然後輔助兒童右手伸開，左手握緊沙包放到右手掌。重複操作多次，逐漸撤除輔助，直到兒童能夠獨立完成，並重複操作多次。

擴展專案：用毛巾擦手、玩積木、穿脫襪子等。

▲ 訓練項目：堆高積木

左右換手

訓練目標：提高手指靈活性和手眼協調能力。

材料：正方體相同積木數個（剛開始大小要一致）。

操作方法：讓兒童坐在桌子前，訓練者輔助兒童用手拿起一塊積木，平穩放到桌上，然後再拿起另一塊積木放到前一積木上邊。重複操作多次，當兒童能夠獨立完成時，可增多操作的數量，並重複操作多次。

一般步驟為：

1. 能將2塊直徑10cm大的積木疊起來。
2. 能將2塊直徑5cm大的積木疊起來。

堆高積木

擴展專案：疊高樓、排列火車等。

▲ 訓練項目：坐在地上與別人互相推球

訓練目標：提高身體的靈活性、身體的反應性及對空間的感知，訓練兒童能根據規則推球及輪流等待的能力。

材料：足球、籃球、網球、桌球。

操作方法：訓練者與兒童面對面坐在地上，距離大概1公尺左右。訓練者把球推到兒童面前，輔助者抓住兒童的雙手，將球推到訓練者的面前，重複多次後，訓練者逐步撤除輔助，使兒童可獨立將球推到訓練者面前，然後根據兒童的能力逐漸增加訓練者與兒童之間的距離，同時還可以改變球的大小。訓練者靈活移動位置，讓兒童將球推向移動的訓練者面前。

擴展專案：與多人互相交替推球。

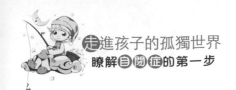
▲ 訓練項目：拍一下接一個球

訓練目標：提高身體的協調性和平衡能力，訓練手、眼和上肢的配合能力。

材料：球。

操作方法：訓練者準備一個球，與兒童面對面站好，訓練者輔助讓兒童把球擲到地上，當球反彈起來時，輔助兒童用手拍一下，當球再次反彈起來時輔助兒童用雙手將球抱住。當兒童接住球的時候，訓練者要說：「你接住了，真棒！」重複多次後，訓練者應逐步撤除輔助，促使兒童可以獨立完成自己擲球、自己接住地面反彈的球。根據兒童實際情況，可增加拍球的次數，還可增加難度，或是在地上劃定一個範圍，讓兒童在範圍內一個接一個地拍球。

擴展專案：拍一下接住一個排球、拍一下接住一個籃球、拍一下接住一個網球。

▲ 訓練項目：滾圈

訓練目標：提高身體的協調性與平衡能力，訓練軀幹的靈活性及軀體的控制力。

材料：呼啦圈一個。

操作方法：訓練者準備一個呼啦圈，訓練者站在兒童後面，訓練者輔助兒童雙手交替滾呼啦圈。重複多次後，訓練者逐步撤除輔助，使兒童可獨立完成。直到兒童能獨立滾動呼啦圈。可根據兒童的個人能力設置障礙物，讓兒童滾動呼啦圈時繞著障礙物走。

擴展專案：單手滾動呼啦圈、兒童原地站立然後將呼啦圈滾出去。

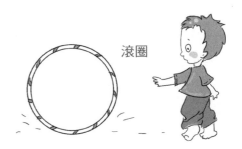

滾圈

▲ 訓練項目：鑽圈

訓練目標：提高身體的協調性與平衡能力及軀幹的靈活性。

材料：呼拉圈1個。

操作方法：訓練者把呼拉圈豎起來放在地面上與地面垂直，訓練者輔助兒童低頭從圈裡鑽過去。重複多次後，訓練者逐步撤除輔助，使兒童可獨立完成。兒童能獨自鑽過圈後，可讓兒童連續鑽多個圈，還可增加難度，例如把呼拉圈立起放在坡道上，讓兒童從呼拉圈裡鑽過去，也可以讓兒童站在呼拉圈裡，兒童能把呼拉圈從腳部逐漸經過身體，然後把呼拉圈從頭上拿出來。

擴展專案：鑽彩虹隧道、鑽50公分高的欄杆。

▲ 訓練項目：趴在滑板上爬行

訓練目標：提高身體的協調性和支撐能力，訓練頭、手、腿、腳和軀幹的配合能力和大肌肉的力量。

材料：兒童喜歡的物品、礦泉水瓶數個、滑板1個。

操作方法：訓練者準備一些兒童喜歡的物品，放在兒童的遠端，訓練者站在兒童的側面輔助兒童。兒童趴在滑板上爬行，頭頸部位要挺起，眼睛向前看，訓練者兩腿分別站在滑板的兩側，訓練者從旁輔助兒童兩隻手向滑板兩側滑行，滑行3公尺左右。重複多次後，訓練者逐步撤除輔助，使兒童可獨立完成。當兒童獨立完成後可增加距離和次數。

如果兒童趴在滑板上爬行得比較好的時候可增加難度，如擺放障礙物礦泉水瓶，礦泉水瓶之間的距離根據兒童實際情況來定。訓練者在兒童前面引導其跟著訓練者爬行並繞過障礙物，直至兒童能獨立繞過障礙物爬行，重複多次後，訓練者應逐步撤除輔助，使兒童能獨立完成，並直至兒童能獨立掌握這個項目。

擴展專案：讓兒童趴在滑板上倒著爬行。

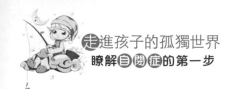

▲ 訓練項目：從繩子下面爬過去

訓練目標：提高身體的協調性及上、下肢肌肉力量，訓練兒童避開障礙物，從繩子下面爬過去。

材料：30~40公分高的障礙物兩個、1公尺左右長的繩子一根、爬行墊子2塊。

操作方法：訓練者將障礙物分別擺在爬行墊子的兩邊，障礙物間隔距離大概1公尺左右，然後將繩子固定在兩個障礙物之間，繩子距地面大概30~40公分，輔助者站在兒童前面，吸引兒童的注意力，讓兒童爬在墊子上，訓練者輔助兒童從繩子下面爬過去。重複多次後，訓練者應逐步撤除輔助，使兒童可獨立完成。當兒童能獨立從繩子下爬過去，根據兒童實際情況可降低繩子與地面的高度，還可多增加幾條繩子，讓兒童能從多個繩子的下面爬過去。

擴展專案：爬過竹竿。

▲ 訓練項目：雙腳向上跳

訓練目標：提高身體的協調性以及下肢的肌肉力量，訓練兒童能從地上跳起來。

材料：跳床1張。

操作方法：訓練者拉著兒童的雙手在跳床上跳，重複多次後，訓練者應逐步撤除輔助，使兒童可獨立完成，並直至兒童能獨立地在跳床上跳，然後就可以拉著兒童的雙手在地上原地向上跳。重複多次後，訓練者應逐步撤除輔助，使兒童可獨立完成，直至兒童在地上能跳起來。在跳床上跳的時候應注意兒童的安全，避免跌倒摔傷。

▲ 訓練項目：兩腳夾沙包跳

訓練目標：提高身體的協調性、身體的平衡和下肢肌肉力量，訓練兒童能用雙腳夾住沙包並將沙包甩出來。

材料：沙包1個。

操作方法：訓練者把沙包放在兒童的兩腳內前側，讓兒童夾住沙包。訓練者站在兒童後面，雙手抱住兒童的腰部，當兒童跳起時，用力把沙包甩出去。重複多次後，訓練者應逐步撤除輔助，使兒童可獨立完成，直至兒童能獨立兩腳夾沙包跳起，同時將沙包甩出。

擴展專案：雙腳夾球跳。

▲ 訓練項目：戶外娛樂遊戲

訓練目標：提升身體協調及活動能力，提高兒童獨立從事運動類遊戲的技能，擴展兒童的興趣範圍。

材料：適合幼兒活動的戶外娛樂玩具（如：滑梯），戶外空地及幼兒娛樂場所。

操作方法：訓練者引領兒童在滑梯邊排隊等候，如果兒童還沒有能力獨立走上滑梯，訓練者可從後面扶住兒童的腋下給予輔助。當到達滑梯上面時，可輔助兒童坐下來。在兒童從滑梯上滑下來時，訓練者應注意保護兒童的頭和腰部不受到傷害。隨著兒童的能力不斷提高和活動能力增強，可漸漸撤出輔助，使兒童逐步脫離輔助者，直至兒童可獨力完成溜滑梯的一系列動作。

擴展專案：盪鞦韆、騎旋轉木馬、蹺蹺板……

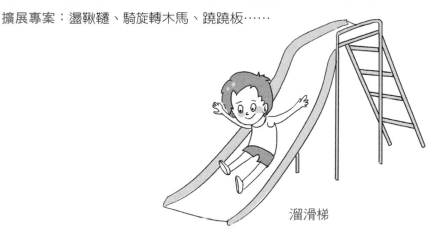

溜滑梯

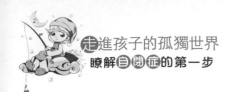
▲ 訓練項目：打保齡球

訓練目標：提高手眼協調及方向感，訓練兒童能在平地上用籃球擊倒前面的瓶子。

材料：籃球1個、6個易開罐、粉筆數根。

操作方法：訓練者在平地上把易開罐分三排擺好，依次是前面1個、中間2個、後面3個，調整好兒童與易開罐之間的距離，然後畫一條線，讓兒童站到線後面，訓練者站在兒童後面，輔助兒童將籃球推出去，擊倒擺在前面的易開罐。重複多次後，訓練者應逐步撤除輔助，使兒童可獨立完成。當兒童能獨立將擺在前面的易開罐擊倒後，可根據兒童實際情況，逐漸增加兒童與易開罐之間的距離，同時增加易開罐的數量，第一排1個，第二排2個，第三排3個，第四排5個。

擴展專案：用籃球擊倒礦泉水瓶、用籃球擊倒裝滿沙子的瓶子。

▲ 訓練項目：按照形狀分類

訓練目標：提高視覺辨識能力，訓練孩子按照視覺提示將相應的形狀歸類。

材料：三角形、圓形相同物體各5個，塑膠碗2個。

操作方法：訓練者準備兩個塑膠碗，一個碗中放入一個三角形，另一個碗中放入一個圓形，開始時先將兩個碗放在桌子中間靠近孩子的前方，兩個碗之間的距離約20公分。訓練者將4個三角形和4個圓形放到桌上，然後吸引孩子注意力後，對孩子說：「將一樣的形狀放在一起」，訓練者立即出手輔助孩子將所有的三角形放在一起、所有的圓形放在一起。孩子正確地將相同形狀的物體放在一起後訓練者說：「你把一樣的形狀放好了，真棒！」重

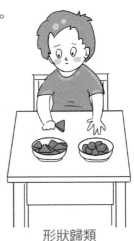

形狀歸類

複多次後，訓練者應逐步撤除輔助，使孩子獨立完成這項任務，並直至孩子能獨立掌握。還可根據孩子實際情況增加不同的形狀（如：正方形、長方形、梯形等），及根據孩子的實際情況可將兩個碗的位置隨意擺放，換位擺放，孩子也可獨立完成歸類。

擴展專案：顏色歸類。

▲ 訓練項目：按照視覺提示擺放對應圖片

訓練目標：訓練兒童的視覺觀察能力，能按照視覺提示把相應的圖片放在一起。

材料：視覺提示圖畫有4張圖的卡片（如：蘋果、小狗、衣服、數字「5」）、與視覺提示圖相同的圖卡片（如：蘋果、小狗、衣服、數字「5」）。

操作方法：訓練者把視覺提示圖畫有4張圖的卡片展示給兒童，然後放在桌上，訓練者拿出與提示圖相對應的4張卡片，吸引兒童注意力後說：「把卡片放到一樣的圖下」。訓練者立即輔助兒童將一樣的卡片放在視覺提示圖對應的下面，兒童放好後訓練者說：「你放對了，真棒！」重複多次後，訓練者應逐步撤除輔助，使兒童可獨立完成。根據兒童的實際情況，還可增加提示圖卡的數量，直至兒童能夠獨立完成。

擴展專案：按照視覺提示將自己的衣、褲、襪分開擺放。

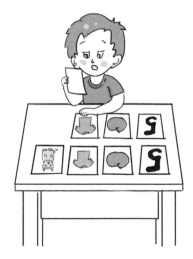

按照視覺提示擺放對應圖片

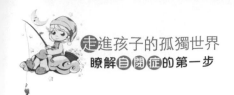

▲ 訓練項目：按照圖紙把相應的積木擺放好

訓練目標：訓練兒童的視覺觀察能力，把相應的積木擺放到正確的位置。

材料：畫有積木的圖紙、圖紙相對應的積木。

操作方法：訓練者把畫有積木的圖紙放在桌子上，然後拿出準備與圖紙相對應的積木，訓練者吸引兒童注意力後，訓練者說：「把積木放好」，立即輔助兒童把積木放在相對應的圖紙上。重複多次後，訓練者應逐步撤除輔助，使兒童可獨立完成把積木放到相應的位置上。還可根據兒童情況，先從一塊積木開始，逐漸增加數量，兩塊、三塊、四塊、五塊，同時變換不同的圖形，訓練者輔助兒童將積木放到對應的圖紙上。兒童能獨立完成後可逐漸給予更多的積木，讓兒童能獨自找到圖紙上相應的積木並擺放好。

▲訓練項目：走迷宮

訓練目標：提高兒童的視覺能力、判斷力和記憶力，訓練兒童的眼睛與手指的跟隨能力。

材料：只有一種方法到達終點的簡單迷宮。

操作方法：訓練者製作簡單迷宮，從起點到終點直線就能到達，訓練者吸引兒童的注意力，然後訓練者從旁輔助兒童用食指走迷宮，重複多次，逐漸撤掉輔助，讓兒童能獨立用食指走迷宮。也可改為曲線迷宮，從起點到終點是曲線，訓練者從旁輔助兒童完成，重複多次並逐漸撤掉輔助，兒童也能獨立完成後，改為直線和曲線混合的迷宮，訓練者從旁輔助

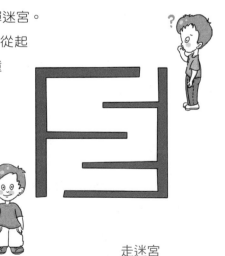

走迷宮

兒童走迷宮，重複多次，逐漸撤掉輔助，直至兒童能獨立完成。可以給兒童設計不同類型的簡單迷宮。

擴展專案：有兩種方法到達終點的迷宮、有多種方法到達終點的迷宮、複雜迷宮。

▲訓練項目：能夠接受熟悉的人接觸自己的身體

訓練目標：幫助孩子建立與親近的人發展親密關係，從與成人的身體接觸中得到快樂，並逐步發展這種互動，改善孩子與他人的遊戲能力和社交能力。

材料：孩子感興趣的物品、活動。

操作方法：對於不喜歡別人抱的孩子，可把他喜歡的物品放在高處，當孩子拿不到求助時，訓練者抱起孩子拿到所要的物品，在自然的情境中增加孩子與熟悉的人有身體接觸的機會。在教學訓練中，訓練者可逐步增加有身體接觸內容的活動，如：舉高高、抱起來轉一轉……增加孩子與熟悉的人互動的興趣，使孩子逐步適應與人做互動遊戲和活動，並從中得到快樂。當孩子非常喜歡這類活動時，可以泛化到與其他人一起玩這類接觸身體的遊戲和活動，逐步使孩子從與他人的遊戲活動中獲得快樂。

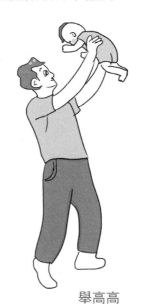

舉高高

擴展專案：抱一抱、轉一轉……

▲訓練項目：用球環繞身體部位

訓練目標：提高身體的靈活性、身體的反應性及軀體的感覺，訓練兒童用球環繞身體部位。

材料：直徑15公分大的球1個。

操作方法：讓兒童將球拿在胸前，訓練者站在兒童後面，讓兒童兩腿左

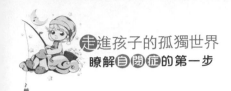

右分開與肩同寬，訓練者輔助兒童由身後將球從右手遞到左手，然後回到胸前。重複多次後，訓練者逐步撤除輔助，使兒童可獨立完成。直到兒童能獨立由身後將球從一隻手把球從身後傳到另一隻手上。還可根據兒童實際情況，讓兒童將球繞左腿轉一圈，再繞右腿轉一圈，然後在身後轉一圈。

　　擴展專案：用籃球環繞身體。

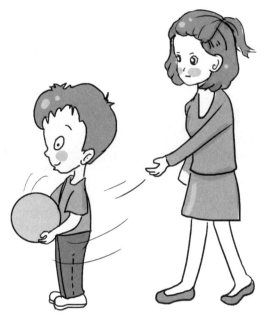

用球環繞身體

⑨ 輔助方法——社會故事法

社會故事法（social stories）是指自閉症專業老師、治療人員或孩子父母為自閉症患者量身訂製的小故事，故事內容要全面，若故事為情景事件，則要包含相關的時間、地點、人物及遇到該事件時該怎樣處理？會產生什麼樣的感覺？故事語言要符合自閉症患者的接受能力，並符合相關情景設定。

社會故事法是美國心理學家於1991年所提出並宣導使用的，歷經20多年，這一方法已得到更好的發展，故事的表達形式由當初單一的文字表達，發展為可通過圖形符號，插圖解說、多媒體動畫來展現的形式。雖然社會故事法並不能直接教授自閉症患者生存技能，但它可利用患者對文字和圖畫的興趣，來訓練他們對社會環境的理解能力，以對其日常行為起到正確的引導作用。

■ 社會故事法的作用

1. 提供正確、客觀的情景資料，如何時、何事、何地、何人、為何、如何。通過自閉症孩子較強的視覺資訊處理能力，來增強他們的社交生存能力。

2. 對自閉症患者的社交行為進行正確引導，使他們能掌握恰當的社交方式，增強人際交往能力。

3. 向自閉症患者解釋常人的社交反映與表現，使他們可以理解社交要求。恰當的描述社交情景，則可加強自閉症患者對事物整體概念的認知。

■ 社會故事的編寫原則

1. 社會故事的適宜人群主要為自閉症孩子，因此內容要使自閉症孩子產生興趣，儘量淺顯易懂，要有目的性的為自閉症孩子傳達有用的資訊，能夠詳細回答「是什麼」、「為什麼」、「怎樣做」。

2. 言語間要充滿肯定，積極向上，儘量使用第一或第三人稱進行創作，

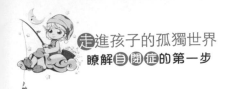
以便孩子能夠從自身出發去思考問題。

　　3. 可以適當地為文字提供配圖解釋，例如實物、照片、音訊等。

■ 社會故事適用句型

　　1. 引導句：為自閉症患者行為反應作出建議，例如，我能……；我知道……。

　　2. 描述句：情境中的主要因素要進行詳細描述，發生了什麼、發生的原因、事件中涉及的人。例如，早上起床媽媽做早飯給我吃。

　　3. 控制句：將自閉症患者置於故事的特定情境中，讓他們從故事中學會正確的表現行為。例如，不允許自閉症孩子在公共場合大喊大叫，就像在課堂上要保持安靜一樣。

　　4. 前導句：在故事的開端，一般要放置一個前導句，例如：我的名字是……，今年……歲，我住在……。

　　上述句型不必同時出現在故事中，但要儘量減少教條感，避免孩子抗拒接受。

■ 訓練項目舉例

▲ 訓練項目：轉圈的萌萌

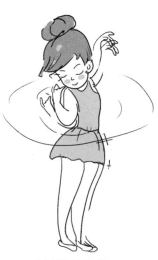

　　萌萌很喜歡轉圈，但是她轉圈時對時間、場合、地點都沒有意識，不論心情好壞都轉圈，萌萌的媽媽不知道該怎樣應對這一切。好動是孩子的天性，萌萌只是不能很好地區分場合、地點而已，萌萌媽媽可根據萌萌所處的情境及行為表現去創作故事：

　　我的名字叫萌萌，我很喜歡轉圈圈。

愛轉圈的萌萌

有時也會很安靜。轉起圈圈好高興，安安靜靜也開心。

商場裡面要安靜，廣場可以轉圈圈；教室裡面要安靜，操場上可以轉圈圈；家庭裡面要安靜，公園裡面轉圈圈。

轉一轉，靜一靜；萌萌乖，媽媽笑。

▲訓練項目：學會與同學相處的飛兒

飛兒到了上學的年紀，可以和其他小朋友一樣背書包去學校了，上學原本是飛兒夢寐以求的事情，可是她卻不開心。因為上學以後，同學們常常找她一起玩，可她對同學的邀請，總是沒有任何回應，漸漸同學們感覺到她的不同，不再找她玩，甚至開始捉弄她。飛兒面對大家的嘲笑與捉弄不知所措，每到課間休息時就快速衝出教室，獨自躲在角落中。

面對飛兒的遭遇，社交故事可以幫助她走出陰霾：

有一個名叫飛兒的小朋友，她很喜歡上學。每當下課時間到了，同學們會邀請她一起跳橡皮筋，捉迷藏。飛兒想和他們一起玩的時候可以對他們說：「我願意和你們一起玩。」然後和他們一起開心的玩起來。但是飛兒有時候不想和他們玩，飛兒就會很有禮貌地告訴同學：「我暫時不想玩，你們玩得開心些，我下次再玩。」飛兒和她的同學們相處得很開心。

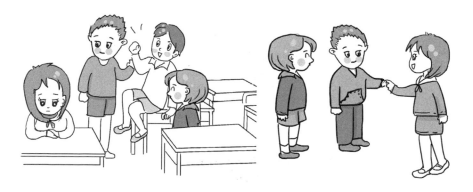

學會跟同學玩的飛兒

CH5

家人、學校和社會對自閉症孩子的支持

1. 家人對自閉症孩子的支持

2. 學校對自閉症孩子的支持

3. 社會對自閉症孩子的支持

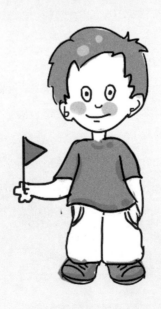

① 家人對自閉症孩子的支持

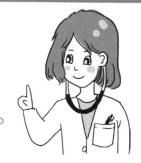

家人對自閉症孩子的
支持真的很重要！

■ 解讀自閉症家長的內心世界

父母們大多把孩子看作生命的一部分，並寄予他們希望，他們常常把自我存在價值寄託在子女的身上，因此一旦發現孩子患有自閉症，心理變化可想而知。在此簡單列舉部分自閉症家長的心理狀態，希望家長們讀過後能反觀自己是否存在不良心理，進而改變這種錯誤心理，為孩子營造良好的成長環境。

1. 自閉症家長心理狀態解讀

對自閉症孩子長時間的培訓照料使部分家長感覺到肩上的擔子過於沉重，這種痛苦的情緒與日常責任感交織在一起，很容易誘發家長的負面情緒，降低其幸福感。相比普通家長而言，自閉症兒家長更容易產生婚姻危機、憂鬱等身心問題。通常情況下，影響自閉症家長心理因素的還有他們的家庭經濟狀況。家庭經濟狀況良好，可增加家長的康復信心，減輕家庭負擔，而經濟狀況不好的家庭，在努力打拼生活的同時，還要兼顧自閉症孩子的康復教育，等於使生活雪上加霜，心理要承受的壓力更重。

2. 自閉症家長自欺心理解讀

「自欺」是人們常用的逃避焦慮、價值選擇與道德責任的一種手段，也

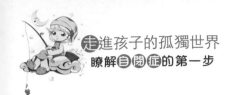
屬於人們自我保護的一種方式。當人們害怕面對，想逃避責任時往往用「自欺」的方式進行平衡。

持有自欺心理的自閉症患者家長往往拒絕接受事實，面對前方的未知，他們焦慮不安，不希望孩子處於這種狀況，同時又不願做出努力與嘗試，將自己看作受害者，以此來逃避現實。

另一種持有自欺心理的自閉兒家長，他們常常將責任推卸給他人及社會，認為子女的狀況是由他人的漠視，社會沒有竭盡全力幫扶而造成的。這種家長將孩子的康復教育責任推卸出去，因為他們覺得做其他事情，包括推卸責任在內，遠比面對家中的自閉症孩子要輕鬆。

還有一種家長，他們將責任全部歸結為自己沒有做好。比如他們會認為自己在懷孕期間做錯了某些事情，或是怪自己沒能多些時間陪伴孩子等等。雖然這種自責看似在承擔責任，但實質則表明家長並未接納孩子的現狀，對於現狀，他們總對過去存有幻想，並在幻想中尋找安慰，「假如當初……，現在不會……」。

最糟糕的情況莫過於家長放棄責任。有些家長在得知孩子患有自閉症後，若家中沒有健康的孩子，他們會選擇再生養一個孩子。同時，將更多的愛分給健康的孩子，對特殊孩子存在感情缺失，僅做到撫養而已。持有這種心理的家長認識並接受了孩子的特殊性，但他希望通過培養一個正常且優秀的孩子來實現自我價值。

有時一些家長自欺到將孩子的不正常行為看作優點，並引以為傲，而事實上，孩子出現問題的地方才是家長要重視關注的。他們會說孩子可以一個人安靜地坐上一天而不受外界打擾，很懂事；或是孩子能夠不停地轉圈也不會眩暈。家長一定要認清了，這些不是孩子的優點，而是存在的問題，切勿被自欺蒙蔽了雙眼。

當然，因為自閉症孩子的特殊性，外界對自閉症孩子尚不能完全接納，很多家長會覺得自閉症孩子的存在影響了個人價值，而選擇避談孩子的狀況。

這不僅存在「自欺」心理，更是自卑心理在作崇。不要總去將自閉症孩子與正常的孩子進行比較，也不要因為過分渴求自閉症孩子的康復狀況而制訂不切實際的目標。

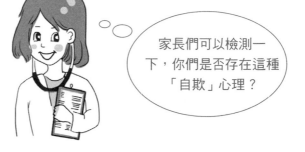

家長們可以檢測一下，你們是否存在這種「自欺」心理？

3.自閉症孩子家長的心理對自閉症孩子的影響

不論是正常孩子還是特殊孩子，家長的教育方法、期望值、養育心態等都直接影響著孩子的成長。面對不能良好分辨是非，不能表達自身訴求的自閉症孩子，家長的心態對其發展方向與康復水準起主要作用。

存在自欺心理的家長不能客觀地接納孩子的現狀，並不積極尋求合適的治療方法幫助孩子康復，而是將大把的時間和精力用在逃避現實上。這樣做往往會錯過治療的最佳時機，要知道，自閉症的最佳治療時機是2~6歲，並且越早進行治療，孩子的康復程度越好。

由於自欺心理的不良導向，家長為孩子確立的不切實際的目標，很容易使孩子偏離正確的發展軌道。因自卑而去滿足虛榮心，將孩子「藏」在人們接觸不到的地方，對孩子是不公平的，沒有人際交往的機會，會使他們將來無法融入社會，並對日後學習生活留下隱患。畢竟家長是無法照顧孩子一輩子的，要多為他的未來做打算。

若自閉症家長的自欺心理不能得到消除，自卑、焦躁、壓抑等負面情緒就會影響到孩子，家長是對孩子言傳身教最主要的老師，孩子會模仿家長的一言一行，這也會加重孩子的負面情緒。

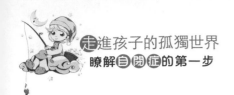

4.幫助自閉症孩子家長走出自欺心理

自欺心理的存在對家長和孩子來說都沒有益處，因此必須儘早糾正。首先要讓家長在絕望與逃避中重新燃起希望，如通過對其他特殊孩子成長的優秀案例給予其信心，重新確立人生的意義與價值。

雖然我們無法改變孩子患病的事實，但我們可以用樂觀的心態去面對。培養一個品學兼優的正常孩子並不是家長價值體現的唯一途徑，我們可以幫助孩子做得更優秀，使他在原有的基礎上有所進步，這也是家長的價值所在。

當自閉症家長產生焦慮心理時，要學會自我疏導，找到焦慮產生的根源，從根源上杜絕負面情緒出現。培養陽光真誠的生活態度，學會承擔與面對，而不是逃避。

若有自閉症相關培訓講座或交流會應積極參與，從中可直接獲取很多自閉症相關知識，及圈內家長可借鑒的優秀經驗。看到這麼多人都在努力，心理上會感覺收穫了很多支持與鼓勵，自己並不是孤軍奮戰，從而更有信心面對未來的一切。

當家長逐漸擺正心態，擺脫自欺心理，通過自己和孩子的努力看到進步時，那種幸福感與滿足是常人所不能感受的。

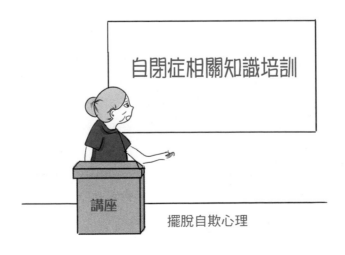

自閉症相關知識培訓

講座

擺脫自欺心理

■ 自閉症家長怎樣做

1. 用正確的知識理解自閉症孩子的特徵

　　自閉症孩子的相同之處在於，不在乎含家人在內的他人對他們的關心，有些孩子並不會對誰產生依戀心理，且對陌生人也沒有戒備心。

　　一些人對自閉症症狀存在著錯誤的認識，例如他們會認為孩子之所以患有自閉症是因為父母的關愛不夠導致的，或者他們認為孩子只要能開口說話就不存在問題，這樣就很難給予自閉症孩子有效的支援。

　　所以要掌握正確的自閉症知識，首先要理解孩子產生這些不當行為背後的原因；其次要營造一個有利於康復，並能使孩子感興趣的環境，為孩子和家長自身減少不必要的焦慮和不安。為了讓孩子更好地適應生活，可根據孩子在不同的康復階段狀況，對其康復環境與方法進行適當調整。（如圖5-1所示）

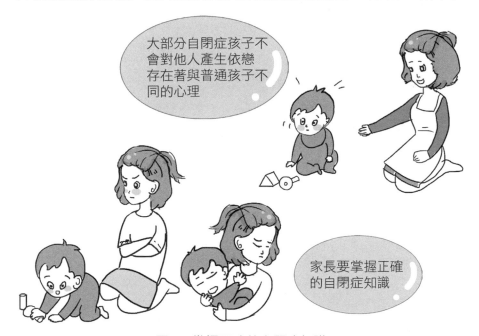

圖5-1 掌握正確的自閉症知識

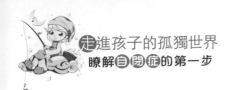
2. 讓自閉症孩子對自己的名字有反應是必要的

正常孩子在很小的時候就會對自己的名字產生反應，當有人叫他名字時，他可以尋聲望去，並給出回應，但自閉症孩子卻對自己的名字很少甚至不會產生反應，因為自閉症孩子不懂得他人叫自己名字是要向自己傳達訊息，所以有人叫他名字時他沒有反應。不過，通過合理的訓練，可以使孩子對自己的名字產生反應。（如圖5-2所示）

剛開始這一訓練的時候，可能會有一定難度，比如呼喚孩子很多次都沒有反應，也可能呼喚很多次，只有一次產生反應。這時候一定不要氣餒，即使只有一次成功，只要孩子與你的目光產生對視，就要獎勵他。而後，只要孩子做出正確的反應就給獎勵，以此往復，孩子漸漸地就會對自己的名字有反應了。假如孩子並不能很好地完成這一訓練，也不要訓斥他，訓斥會讓孩子陷入恐慌，可能會引起反作用。

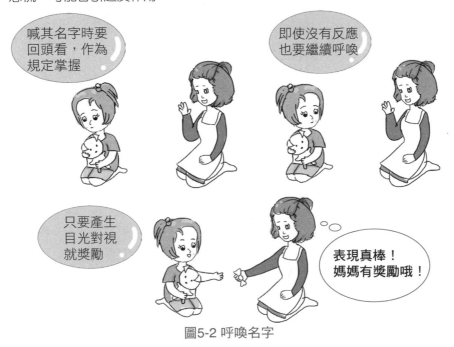

圖5-2 呼喚名字

3. 正確處理孩子問題行為的方法

　　自閉症孩子感知方法不同於正常的孩子，他們會反復做同一件事情，會因無法接受周圍環境的突然改變而陷入恐慌狀態，產生尖叫、哭鬧、興奮等不當行為，被社會認為是存在著「問題行為」。尤其是出門在外，孩子若產生這種行為，會對周圍的人產生驚嚇及干擾，同時父母也會因為孩子的問題行為而尷尬苦惱。（如圖5-3所示）

　　面對這種問題行為，父母不要慌亂，更不能對孩子訓斥，需要冷靜地處理。盡可能帶孩子到沒有人群聚集的地方，給予他時間和空間，讓他平復心中的恐慌和不安，然後給他喜歡的玩具和書，轉換心情。同樣，在家中產生不當問題行為時，也可以採取此方法解決。

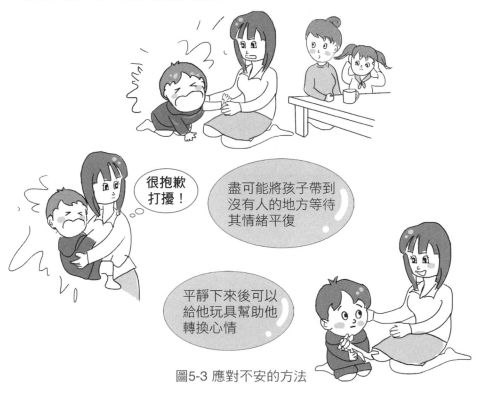

很抱歉打擾！

盡可能將孩子帶到沒有人的地方等待其情緒平復

平靜下來後可以給他玩具幫助他轉換心情

圖5-3 應對不安的方法

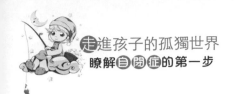
4. 對於容易驚慌的孩子，要提前告知接下來的行動計畫

面對容易驚慌的孩子，首先要在事情發生前提前告知孩子接下來要做什麼，這一點很重要。因為孩子大多時候產生的驚慌和突然生氣等行為，多數是因為遇到了預料以外的事情，沒有應對事件的心理準備。（如圖5-4所示）

比如，外出回家時想讓孩子到家後先去上廁所，這時要提前告訴孩子「進家門後，要先去上廁所哦」，進入家門之後要說「上完廁所記得洗手哦」，孩子準備洗手的時候說「洗完手記得用毛巾擦手哦」，像這樣，把之後要做的事情在事前告訴孩子，讓孩子做好足夠的應對準備。

如此一來，孩子可以預知即將發生的事情，做起事情來就會順利很多，驚慌的時刻也會減少，如果孩子按照說的做到了，也不要忘記說「真棒」、「你做到了」、「真厲害」之類的話來表揚及鼓勵孩子。

有些自閉症孩子對事情的記憶時間較短，很可能會將先前告知的一些事情忘記，因此要針對孩子的特性採取具體的解決方案。

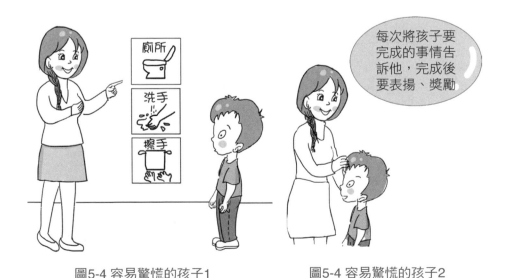

圖5-4 容易驚慌的孩子1　　　　圖5-4 容易驚慌的孩子2

5.借助畫圖和照片向自閉症孩子傳達訊息很有效果

　　部分自閉症孩子，對於靠聽覺來獲取訊息比較困難，但對於靠視覺獲取訊息卻很敏感。對於具有這個特點的孩子，當你想對他傳遞訊息時，可根據其理解能力，利用圖片或照片之類的視覺提示來向他傳遞訊息，這樣做會產生不錯的效果。比如說，「請拿起鉛筆」這句話用畫有鉛筆的圖畫提示孩子拿起鉛筆，會讓孩子更快地理解你要傳達的訊息。（如圖5-5所示）

　　除此之外，如果孩子有什麼想表達的訊息時，試著讓孩子用圖畫或卡片來表達自己的想法也很有效果，尤其是語言交流方面存在障礙的孩子，懂得使用卡片或圖畫會使溝通更加順暢，由此，其出現恐慌與不安情緒的時刻也會隨之減少。使用這種表達訊息的方法，也會讓孩子自身產生想要交流的想法。

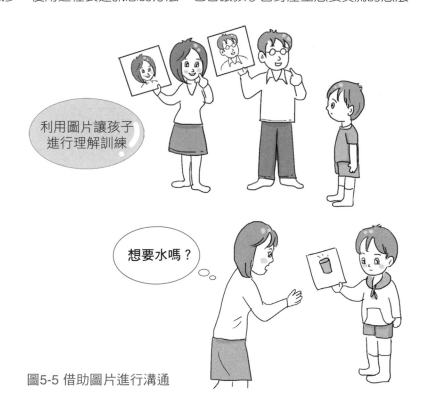

圖5-5 借助圖片進行溝通

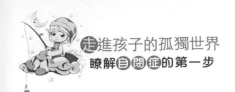
6.使用寫著短語的卡片及肢體碰觸傳遞訊息也很有效果

有些自閉症孩子很難理解聽到的訊息，卻對眼睛捕捉到的訊息很容易記憶，這一點在前面已經說明了。當我們想向自閉症孩子傳遞訊息時，除了按照前面所述使用圖畫或卡片的方法，還可通過肢體碰觸來傳遞訊息。

如果是識字的孩子，不僅可通過照片和圖畫，也可向其展示一些在其理解範圍內，寫有短語的卡片。（如圖5-6所示）

如果是對身體接觸不反感的孩子，通過肢體提示也是個好辦法，例如告訴孩子「拍兩下肩就意味著停下來」。

向自閉症孩子傳遞這些訊息雖然困難，但對於孩子日後的成長康復很重要。不要輕易放棄，不斷地積累經驗，一定會達到理想的效果。

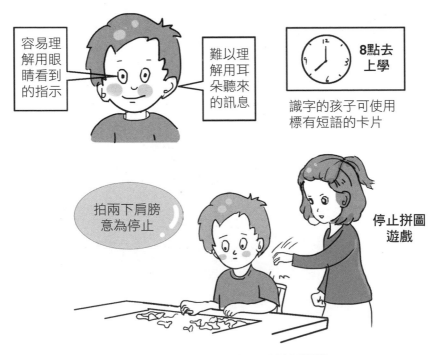

圖5-6 詞彙卡片接觸訓練

7.考慮為自閉症孩子創造有利於其發展的環境

因為自閉症產生的真正原因還不可知，所以一般的醫學手段還無法解決他們的問題。我們可以通過合理正確的訓練及特殊教育改善其症狀。必須注意的是，這裡所說的訓練和教育，並不是本人經過努力刻苦就能做到的功課，要從自閉症孩子自身的特點出發，創造有利於他們發展的環境。（如圖5-7所示）

自閉症孩子不擅長自己控制時間和空間，我們要用心創造適合他們的空間、時間和順序的環境。

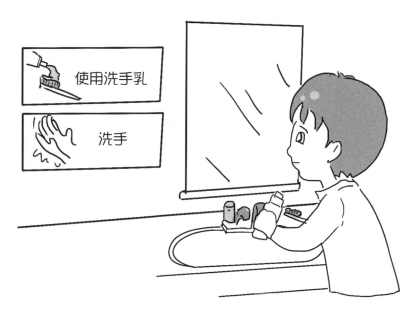

圖5-7 創造適合他們特點的環境

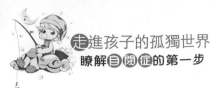

8.環境創造

空間的結構化

　　一般孩子的房間是兼具多重功能的，一個房間裡，有書桌、床和書架之類的擺設，在同一個房間內，既能做功課，又能讀書，還能玩樂，到了晚上還可以睡覺，但這樣的房間對自閉症孩子來說是無法安心生活的，因為他們在這樣的房間裡會有太多的刺激，不知道自己應該做什麼，從而產生混亂激動的情緒。（如圖5-8.1所示）

　　為避免產生混亂，最好限定自閉症孩子的房間和場所的角色功能，可嘗試在家裡採用「空間結構化」的方式。把孩子的房間分出功能區，如學習的地方、睡覺的地方之類來限定其角色功能。客廳是玩樂的地方，廚房是做飯的地方，像這樣把房間一一進行劃分。如此一來，自閉症孩子就不會混亂，可以安定的生活了。

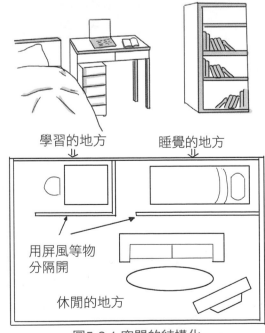

圖5-8.1 空間的結構化

時間的結構化

　　自閉症孩子在一些事物沒有被提前告知的情況下，會產生不安與緊張感，針對這一情況，可設計出孩子每天所需的日程表，在孩子很容易看見的指定地方粘貼。早晨起床、去上廁所，然後洗臉、吃早飯，把這些時間和行動用簡單的日程表表示出來。（如圖5-8.2所示）

　　像這樣制訂了計畫，使孩子知道接下來要發生的事情，孩子便會安心。且不單是一天的日程表，還可按照月和星期為單位製作日程表。

　　當然，自閉症孩子也不能接受突然變動的日程表，我們需要提前告知預定計劃的變化和日程表的更替。像這樣把日程變成眼睛可以看到的東西，展示給孩子，就是「時間的結構化」。

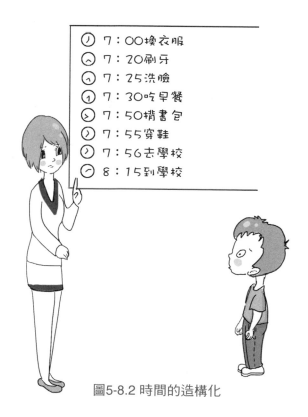

圖5-8.2 時間的造構化

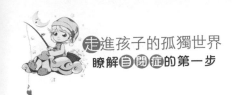
順序的結構化

　　按順序做事對自閉症孩子來說，是件很難完成事情。「穿上短褲和褲子，穿上T恤，這樣就算換完衣服了。」、「上廁所時要脫下褲子，上完廁所要把屁股擦乾淨。」、「穿鞋要繫好鞋帶」，像這樣看似簡單的順序，自閉症孩子也很難記住。因此，引入「順序的結構」尤為重要。「從這裡開始，然後這樣做，最後完成。」這樣始終給孩子可見的順序感，會讓孩子更好地做完事情。（如圖5-8.3所示）

　　以「要好好洗手」這件事為例，將如何打開水龍頭、如何使用肥皂、使用的肥皂量、搓手的次數、用水沖的時間、毛巾的使用方法等各個步驟分開，有時也要使用插圖製作順序表。

　　「廁所」、「刷牙」之類的，試著用順序表的方式做給孩子們看吧，相比寫得很詳細的文字介紹，簡單的圖表和圖畫更容易被孩子理解。

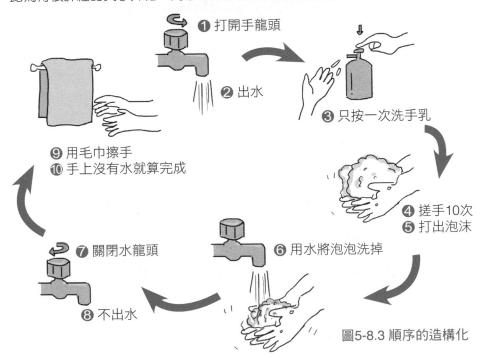

① 打開手龍頭
② 出水
③ 只按一次洗手乳
④ 搓手10次
⑤ 打出泡沫
⑥ 用水將泡泡洗掉
⑦ 關閉水龍頭
⑧ 不出水
⑨ 用毛巾擦手
⑩ 手上沒有水就算完成

圖5-8.3 順序的造構化

9. 近七成的自閉症孩子有晝夜顛倒的睡眠障礙

約七成的自閉症孩子很難形成有規律的睡眠時間，常常存在晚上不睡覺、白天不能起床，晝夜顛倒的現象，甚至有些患者從未曾調整到睡眠和清醒的正常週期。（如圖5-9所示）

睡眠時間紊亂，會導致白天的生活產生影響，在夜裡沒有良好的睡眠狀態，腦部得不到足夠的休息，無法分泌足夠的成長荷爾蒙，對身體成長也存在問題。

養成睡覺和醒來的規律習慣，關鍵點在於已定的睡眠時間。對於無法立刻入睡的孩子，學會「讀數」、「聽音樂」這種「睡前儀式」有其必要性，因為自閉症孩子討厭變化，既定睡前做這些事情的話，一定程度上會讓他們很安定的睡覺。

催眠類藥物可能會有幫助作用，但只能作為臨時輔助措施應用，不可作為長期服用藥物。如有需求，具體的使用劑量要遵照醫囑。

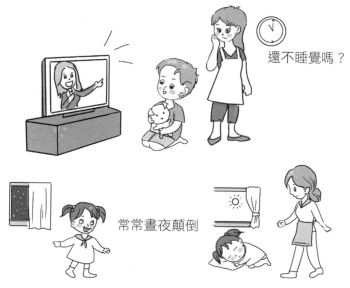

圖5-9 睡眠障礙

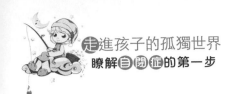
10. 有獨特的味覺和嗅覺偏好，也有極端偏食的情況

　　自閉症孩子有獨特的味覺和嗅覺偏好，也有的會表現出極端偏食的情況，即便是同一種菜，只要是切法、味道或盛菜的器皿有所變化，自閉症孩子便不將其視為同樣的菜，進而變得不安，無法進食。對於孩子不進食的問題，要找到孩子不進食的理由，去改善這種情況，才能找到讓孩子進食的方法。

　　通常產生進食問題的原因有兩點，一是因為部分自閉症孩子在控制涉及咀嚼和吞咽的肌肉動作方面存在困難；二是因為他們拒絕變化，堅持自己認定的食物。（如圖5-10所示）

　　大部分孩子挑食情況不會存在一生，多數只是暫時性的，不要採取強制性的糾正，要在心態上保持冷靜，部分孩子特殊的飲食習慣對他們健康的影響極小，強制性的治療偏食，會讓孩子吃飯時間變得很煎熬。有時可在孩子能接納的食物中加入一點孩子不易察覺到的營養類食物，一旦發現存在明顯的偏食狀況，產生營養失調等健康問題時，可通過醫學手段補充缺乏的營養素。

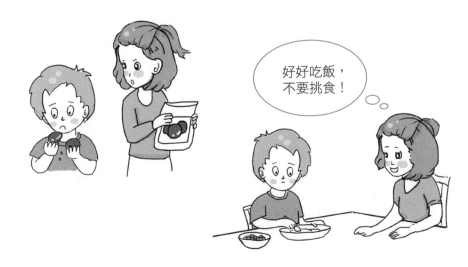

圖5-10 極端的偏食

11. 為感冒和受傷做準備，提前將就診治療情況進行說明

對於部分自閉症孩子來說，到醫院就診是件非常困難的事，有的孩子因感冒或受傷需要到醫院就診時，會表現出強烈的抗拒情緒，使家長很難帶他們去醫院，從而影響治療。針對這一情況，家長可以事先到醫院，跟醫院做些資訊交流，讓醫生對自閉症孩子的特徵有所瞭解，在孩子就診時給予足夠的耐心。（如圖5-11所示）

有些孩子對於在醫院等待時間過長或醫院裡過於嘈雜的聲音會產生不安，針對這一種情況，家長可利用圖畫法將就診時的情況提前對孩子進行說明。

對於自閉症孩子來說，第一次進醫院接受治療，會伴有很大的不安與緊張。因此需要事先說明治療的順序，讓治療容易介入。

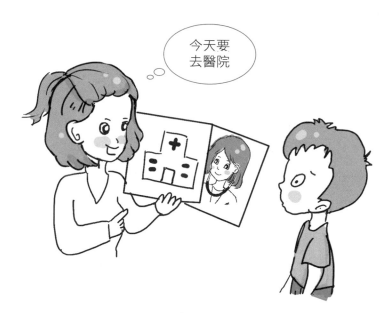

圖5-11 提前說明到醫院的就診順序

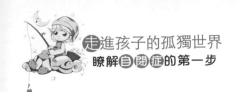

12. 教他們正確表達意圖的方法是與人交往的第一步

　　自閉症孩子大多言語發育遲緩，其程度因人而異；也有隨著不斷成長發育，言語功能增強的情況。「難以表達」、「難以正確理解」對自閉症孩子來說是很正常的事情，大部分自閉症孩子不懂得運用正確的語言和肢體方法交流。（如圖5-12所示）

　　孩子的家長要努力瞭解自閉症的特徵與相關知識，並教會孩子與人交往的技巧，孩子便能逐漸改善與人接觸的方法。首先要教給他們表達自己的需求和意思的方法；其次，要教會他們理解他人心理和意圖的方法。

　　為此，第一步要做的事就是教給他們對他人提出要求和表達意圖的方法。比如下午茶時間，拿出零食的卡片，說「要」，能做到的話，就滿足其要求，這樣就會促進其表達「要」的頻率。最開始的提示很重要，一開始成功，日後就能逐漸表達自己的訴求了。

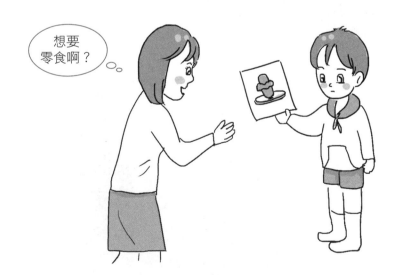

圖5-12 正確表達意圖的方法

13. 辨別表情、學會表達，理解別人的心理

　　儘管自閉症孩子能觀察到他人的表情，可是他們並不會從他人的表情中觀察出情感表達。這種障礙是可以改善的，通過針對性康復訓練，孩子會逐漸理解人的表情和情感，而針對性練習是需要一些方法的。（如圖5-13所示）

　　製作一張表情圖表，將人們高興時的臉，發怒時的臉，悲傷時的臉畫成相應圖片，高興時的臉，眼睛成彎月，兩側嘴角向上翹等，把各種表情的特徵附上簡單的介紹讓孩子記住。此外，可以讓孩子通過看圖畫、照片和電視，理解什麼樣的場合會有什麼樣的情感，或者展示帶有表情的圖畫，去表達自己「喜」、「悲傷」、「憤怒」的情緒也是一種方法。還可以將孩子與人互動表現得最高興或哭鬧生氣時的表情分別錄製下來，讓孩子自己去體會和區別什麼是高興、什麼是生氣，直接的表情更為容易理解。

　　像這樣練習，孩子便能夠逐漸學會表達自己心情的正確方法，也可以讀懂他人面部表情所傳遞出的有效資訊。

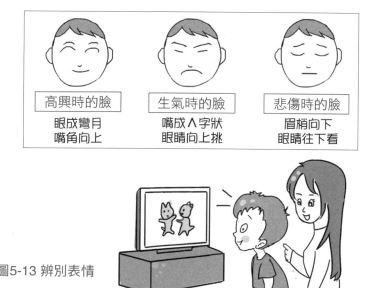

高興時的臉	生氣時的臉	悲傷時的臉
眼成彎月 嘴角向上	嘴成�700字狀 眼睛向上挑	眉梢向下 眼睛往下看

圖5-13 辨別表情

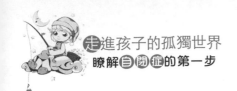
14. 用可理解的尺度教孩子怎樣與人保持距離

　　與人面對面相處時，將臉部與對方貼得很近，在大眾交通工具中一個人霸佔好多個座位，在公園的長椅上和不認識的人緊緊貼坐在一起……這種問題行為，發生在小孩身上時還可以勉強接受，但隨著孩子長大，這種行為會引起周圍人的反感。自閉症孩子經常容易發生這樣的行為，是因為他們不懂得與人保持怎樣的距離才最為恰當。（如圖5-14所示）

　　應該教給他們與人保持適當距離，用可理解的尺度教給他們。例如，站著的時候，即使伸出手臂也不會碰到別人的手；在旁邊坐著人的情況下，保持不碰到肩的距離，諸如此類，匯總各種情況具體教導。此外，家人、同性同學、異性同學、學校老師、第一次見面的人、陌生人等，匯總各種關係應怎樣保持距離的方法，教給他們，讓他們更好地融入這個社會。

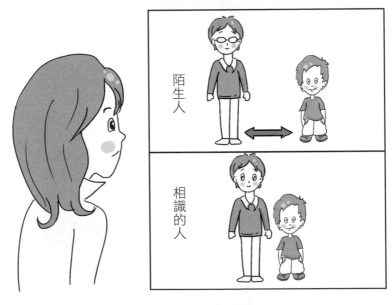

圖5-14 與人保持距離的方法

15.給孩子明確清晰的指示，讓孩子幫忙做家事

　　作為家庭的一員，應該讓孩子承擔一部份的家事，培養其家庭責任感。但基於自閉症孩子的特點，在安排他們做事情時，指示應清晰。例如：讓孩子向鍋內添水，應明確地說「向鍋裡倒三杯水」；讓孩子區分雜誌和報紙時要說「把雜誌和報紙分開堆放」，拖地時說「把走廊用拖把來回一次全部擦到」，這樣的指示孩子才能很好地完成。而對於「把屋子打掃乾淨」、「好好拖地」這樣的指示，會讓他們混亂，因為他們對於區分「什麼樣是乾淨，什麼樣叫好好地」存在困難，只能儘量按他們所理解的字面意思去做。比如說「看著浴缸」他們就會盯著浴缸看，即使水溢出來了，也不知道要把水龍頭關掉，根據情況隨機應變，對他們來說非常困難，所以在分配任務時要儘量明確。（如圖5-15所示）

　　普通孩子大多都會模仿大人做事，而自閉症孩子因為自身的偏執或對外界不感興趣，很少產生做家事的意願，不論是從孩子的思想品德教育，還是生存能力方面，學會做家事是自閉症孩子需要掌握的一項重要技能。

　　學會做家事不僅可鍛煉孩子的生活技能，還能讓孩子意識到自己是有價值的，在勞動中找到存在感。家長們需要在勞動中教會孩子們做事情的具體步驟，並適當幫助孩子們更好的完成任務，使孩子產生成就感。

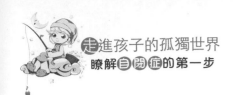
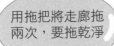
用拖把將走廊拖
兩次，要拖乾淨

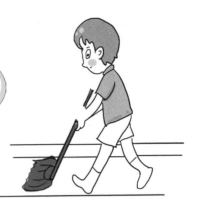

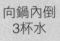
向鍋內倒
3杯水

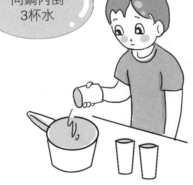

將報紙與
雜誌分開放

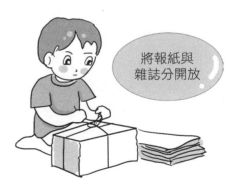

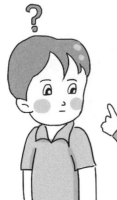

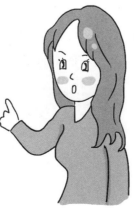

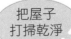
把屋子
打掃乾淨　×

好好掃！

圖5-15 家庭成員的責任

16.在培養孩子的社會性上，兄弟姐妹的存在有很大的意義

對自閉症孩子來說，和同齡孩子交流很困難，同齡的夥伴也大多無法和他們交流，如果可以先和兄弟姐妹練習交流的話，便會為他們融入外面的世界打下基礎。尤其是兄長和姐姐，在他們與自閉症孩子進行練習的時候，可以給出更好的幫助，對正常的兄弟姐妹而言，看到父母面對自閉症孩子的辛苦時，也會產生一種要和父母一起支持弟弟妹妹，幫助父母分擔辛苦，盡自己一份力的想法。這一過程中，他們會逐漸瞭解這種疾病的相關資訊，培養自身的愛心。（如圖5-16 所示）

但是與之相反，父母如果把過多的精力投入在自閉症孩子身上，也可能會引起手足間的嫉妒與不滿。為了避免產生這種情況，營造和諧的家庭氛圍，父母需要儘量一視同仁，對正常的孩子也要充滿同樣的關心照顧。

和患有自閉症的手足一同生活，對正常孩子來說也是一項挑戰，相比而言，父母可能在特殊孩子身上花費的時間和精力會更多一些，很容易忽略家中正常孩子的感受。家長應當意識到這一問題，給正常孩子同等的關愛，並在合適的時機告訴他們，父母對他們的愛是一樣的，不會因為特殊孩子的存在而減少，而作為手足，也要給予特殊孩子關愛與呵護，營造良好的家庭氛圍。

從自閉症患兒角度來說，相對於父母，他們更喜歡和兄弟姐妹一起學習玩樂，因此兄弟姐妹對於患者的康復有不可小覷的作用（表5-1）。當然，照料自閉症孩子對手足來說也是一項重任，甚至會影響他們的一生。在這件事情上還是要尊重兄弟姐妹自己的選擇，不可以讓他們屈從於情感的壓力。

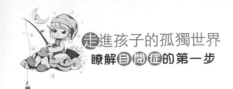
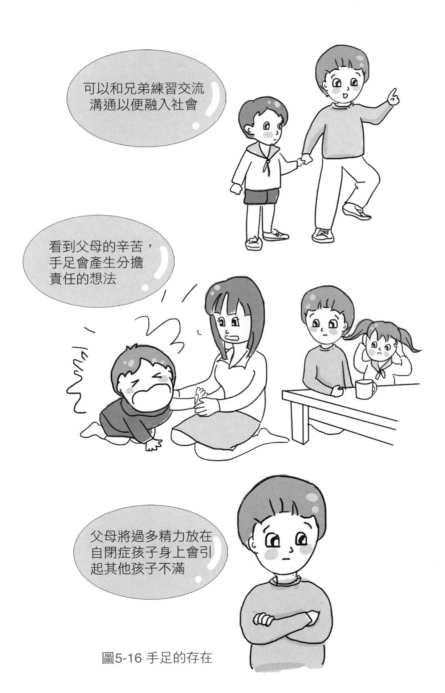

可以和兄弟練習交流溝通以便融入社會

看到父母的辛苦，手足會產生分擔責任的想法

父母將過多精力放在自閉症孩子身上會引起其他孩子不滿

圖5-16 手足的存在

表5-1 兄弟姐妹須知

- 自閉症孩子在語言理解方面存在一定困難，尤其是對複雜的語句較不能理解
→ 與他們交談，語言要儘量簡潔

- 很難理解看不到的事物，比如：「那天」、「曾經」
→ 可製作相關圖片與他們進行交流

- 反復問同一個問題，或者重複相同的話
→ 針對這一行為我們要分別對待，考慮哪些話需要回答，哪些話不需要回答；
  產生這一行為時，可採取轉移話題

- 無法控制自己說話的音量，不知道什麼場合需要用怎樣的音量說話
→ 用恰當的方法告訴他，各種場合需要控制怎樣的音量

- 常常分心，注意力不能集中
→ 用他感興趣的物品培養其注意力，在完成時給予適當獎勵

- 容易受挫而產生情緒異常狀況
→ 首先要清楚他受挫的原因，對情境進行調整，儘量安撫好他不安的心理。
  當其漸漸平靜後，用合適的方法幫助他緩解心理壓力

- 和他人交流的過程中沒有目光對視
→ 交流他感興趣的話題，同時要求與自己目光對視，一旦完成，給予獎勵

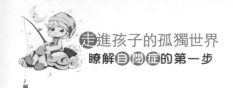
17. 選擇學校時要重視能讓孩子安心學習

孩子到了學齡階段，很多父母都煩惱該怎樣選擇學校，建議父母要以「能讓孩子安心學習」為角度，選擇適合他的學校，選擇學校時需要考慮兩個要點。（如圖5-17所示）

第一，根據孩子當前的能力，依據程度設定目標。過高的目標反倒不能很好地提升孩子的能力。一般來說，伴有智力障礙的自閉症孩子，需要選擇特殊教育學校。

第二，瞭解地區學校有什麼樣的教育制度，尤其是特殊教育學校是不是有懂得發育障礙孩子的專業師資，學校教育理念如何等等，都是調查的方向。這一點可以向幼兒園、學校老師還有主治醫生進行諮詢。

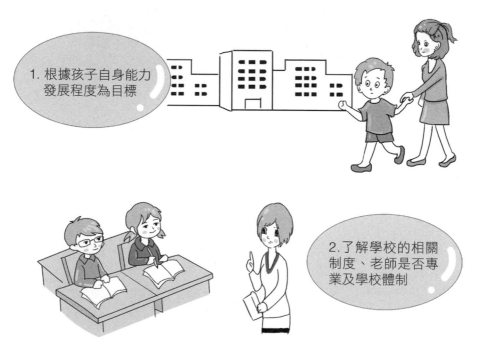

1. 根據孩子自身能力發展程度為目標

2. 了解學校的相關制度、老師是否專業及學校體制

圖5-17 選擇學校的關鍵點

18. 選擇適合孩子的學校

不同的學校有各自的長處與不足，要結合孩子的特徵，為他們選擇適合的學校。（如圖5-18所示）

普通學校：讓自閉症孩子在沒有障礙的孩子中學習，有普通孩子的日常行為做正確導向，對提高他們的社會認知有幫助，一般沒有智力發育遲緩，障礙較輕的自閉症孩子，在普通孩子的影響下，能夠提升各種技能。

特殊教育學校：會綜合孩子的特性制定各種教育方案，教師都是具有教育發展障礙孩子經驗的，每個班級的人數不多，可以放心把孩子交給他們；但是在這裡，孩子們都存在一定的障礙，與正常孩子接觸過少是其缺點。

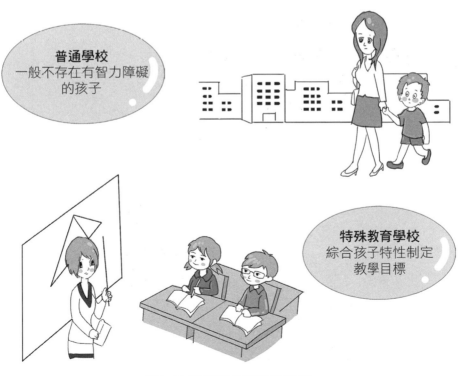

圖5-18 選擇適合特性的學校

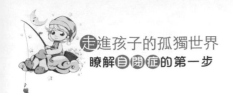

19. 以智力障礙孩子為對象的特殊教育是教育的起點

以往，對於有障礙孩子的教育，以特殊教育學校為主體，特殊教育的對象是盲童、失聰的孩子、身體有殘疾的孩子、智力低下的孩子等，其中並不包括自閉症孩子和發育有障礙的孩子，但近年發育障礙孩子的增多也引起了各界關注，他們也被作為教育對象，而逐漸出現一些以自閉症為主的特殊教育學校。（如圖5-18所示）

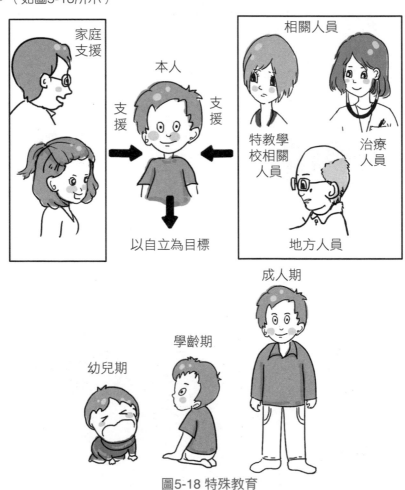

圖5-18 特殊教育

② 學校對自閉症孩子的支持

■幼兒園的支持

1. 集體生活是培養孩子社會性的第一步（如圖5-19所示）

　　對於自閉症孩子來說，進入幼兒園是邁出集體生活的第一步，需要理解自己、融入由很多陌生人所組成的集體中，生活環境也產生了很大的變化。這種環境的變化，對於與人交往很困難的自閉症孩子來說確實會有壓力，但同時

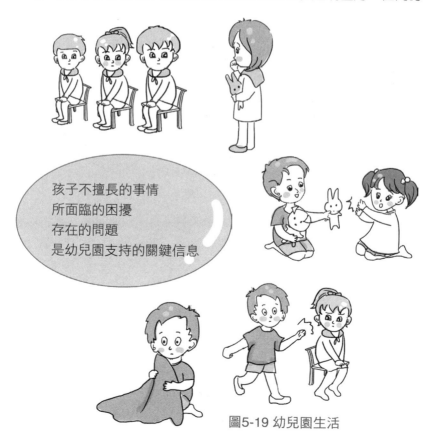

孩子不擅長的事情
所面臨的困擾
存在的問題
是幼兒園支持的關鍵信息

圖5-19 幼兒園生活

也會有掌握社會性的機會，即使最開始他沒能適應集體生活，但通過與其他孩子的接觸、通過從特定環境中得到的刺激，也會一點一點產生具有社會性的行為。

　　有時，在家庭生活中，自閉症孩子不太被看重或不擅長的事情，在集體生活中其潛能有可能會被發掘。通過孩子不擅長的事情、所面臨的困擾，及為了使孩子今後能順利在社會中生活，我們要抓住身邊的重要訊息，知道該怎樣給他們支援。

2. 同齡孩子是自閉症孩子的參照

　　幼兒園中同齡孩子的舉止會成為自閉症孩子行為及活動的樣本。在家裡，即使家長反復教過也不太能記住的事情，在受到別的孩子影響之後，很可能自己就掌握了。如果遊戲、唱歌、繪畫等，通過模仿其他孩子可學會一些，用不了多久，打招呼、收拾東西等生活動作和活動，受周圍孩子的影響也都可以很好的掌握。（如圖5-20所示）

　　從這種建立在同齡孩子之上的「集體」活動中，自閉症孩子會掌握日常生活必要技能，並逐漸具備社會性。

　　有時，一些正常孩子可以做到，而自閉症孩子暫時無法掌握的事情，他們也能在集體生活中學會。某些家長沒有注意到的問題點，幼兒園的老師一眼就能看出來，因此加強與幼兒園老師溝通，得到必要資訊、將課題和目標結合是很重要的。

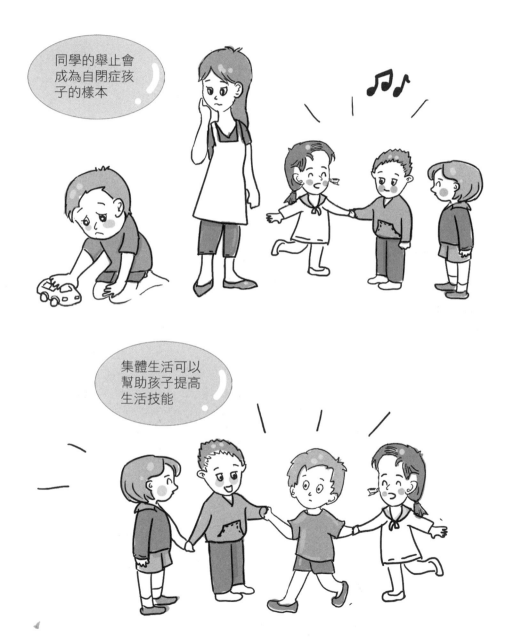

圖5-20 同齡孩子是樣本

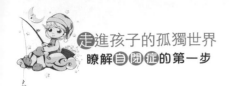
3. 在遊戲中具備社會性

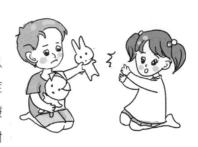

對於還沒有走進校園的孩子來說，可以在玩樂情境中學到很多東西。尤其對自閉症孩子來說，玩樂是非常重要的，因為這是療育的一大要素。比如說，根據玩樂過程中對玩具的使用，能夠掌握正確使用玩具的方法。

更重要的是，玩樂是學會和他人接觸的最好方式，遊戲是學會和他人交流的絕佳機會。自閉症孩子與他人交流的機會過少，交流方法也存在問題，通過玩樂來學習是最有效果的。雖然沒有必要強行制止他自己一個人開心的玩，但是正確地引導他和其他孩子一起玩是很重要的。（如圖5-21所示）

走進校園後，也要正確引導孩子在上學以外的自由時間和其他孩子交往、玩樂，這一做法對於使自閉症孩子具備社會性來說意義重大。

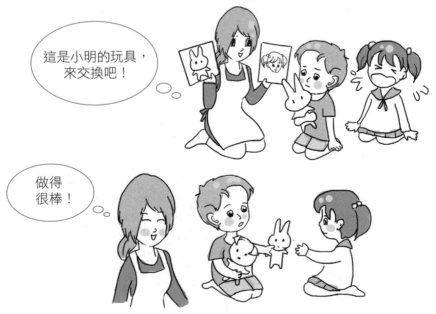

圖5-21 在遊戲中具備社會性

4. 玩樂水準的提升

　　孩子的玩樂是有等級區分的。最初從「自己玩」開始，經過「平行遊戲」、「面對面遊戲」、「集體遊戲」的階段，到達「家家酒」的程度。

　　玩樂的水準隨著孩子的發育而逐步提升。年幼時自己玩，長大後想要交朋友，就變成和多數朋友一起玩，玩樂的過程需要制定規則和作用。

　　不擅長和人交往的自閉症孩子，通過反復練習也可以和小朋友一起玩，但需要有老師輔助，孩子發揮想像力、想出每件事情有什麼用處。家家酒等類似於角色扮演遊戲，對自閉症孩子來說是最難的，即使反復訓練，也不是所有的孩子都能夠做好。但即使無法玩類似遊戲，也會掌握和朋友共用使用玩具、遵守規則的技能，可以融入到面對面遊戲和集體遊戲的場合中，所以說集體生活是很重要的。（如圖5-22所示）

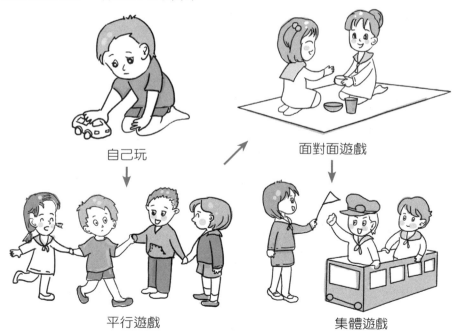

自己玩　　　　　　　　　面對面遊戲

平行遊戲　　　　　　　　集體遊戲

圖5-22 玩樂水準的提升

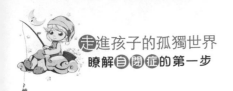
■學校的支持

1.針對變化的安排是必要的

　　自閉症孩子討厭變化，因此，儘量不要讓孩子的周圍產生變化，在學校針對變化的相關安排就顯得很重要。（如圖5-23所示）

　　討厭變化的自閉症孩子，哪怕是桌子位置稍微發生一點變化也會哭鬧。因此，在大清掃之後、班會後、需要改變桌子位置時，儘量不要移動自閉症孩子的位置，如果必須移動，要在活動結束後，將自閉症孩子的座位恢復到原來的地方。可採用在地板上用膠帶標注的做法；此外，如果班級進行座位調整，不要去改變自閉症孩子的座位，只換其他孩子的座位就好。

　　小學階段，常常在同一個教室完成一天所有的課程，但有時也會根據課程不同，將學習場地移動到操場和體育館，音樂教室、電腦教室等，出現這種情況，需要提前告訴自閉症孩子稍後需要更改學習場地。可以使用圖片和照片，讓自閉症孩子知道接下來的場所和教室。讓他們知道稍後要在哪裡、要做什麼，是很重要的。

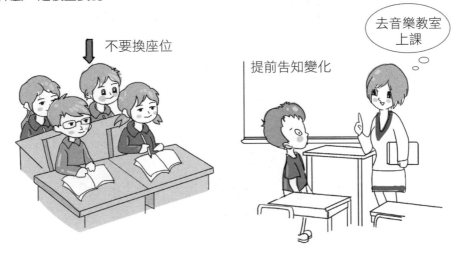

圖5-23 針對變化的安排

2. 應對孩子的慌亂

　　自閉症孩子會出現在學校突然發生慌亂的情況。比如，之前教室的牆壁上貼了圖畫和書法作品，而後為了粉刷牆壁將這些物品清除，孩子看到教室的樣子發生變化，不安的感覺增強，從而陷入慌亂中。發生這種情況時，需要讓其他孩子先避開，為了避免自閉症孩子發生危險，儘量在他們身邊陪伴，遠離危險物品，將他帶到能夠鎮定下來的場所。（如圖5-24所示）

　　為了應對這種情況，需要讓孩子的情緒儘快冷靜下來，最好事先準備好一個方便孩子獨處的空間和場所（類似於資源教室的地方）。

　　若沒有適合孩子獨處的空間，可選擇保健室、獨立辦公室、沒有人使用的會議室等。有時也會存在特殊情況，一些孩子也會在體育館那種寬敞的地方安靜下來。

　　請綜合孩子的需求，提前選擇好最適合孩子的「避難場所」。

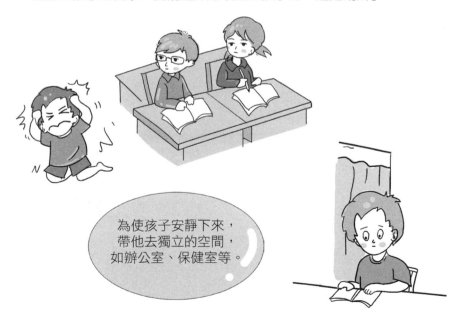

圖5-24 針對變化的關懷

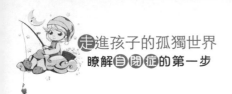

3. 事先迴避慌亂

慌亂的產生是有原因的。比如，一直存在的東西消失了，桌子的位置有一點變動了，預定的事情突然改變之類的。正常人看來，這是無所謂的小事，但是對於自閉症孩子來說，這些事是讓他們感到極不愉快，極度不安的導火線，且自閉症孩子不擅長控制自己的情緒，容易陷入慌亂之中。（如圖5-25所示）

找到引起慌亂的根本原因，儘量避開它，可在一定程度上避免孩子出現恐慌。此外，如果能注意到慌亂前兆的話，在這種狀況出現之前，便可提前採取應對措施，將傷害最小化。

不論何時，不要製造讓自閉症孩子感到強烈不安和緊張感的環境，才能避免相關問題出現。

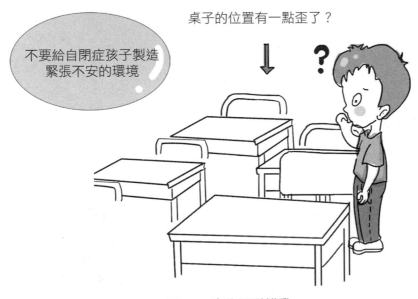

圖5-25 事先迴避慌亂

4. 提前制定詳細的時間表

從現在開始做什麼，之後要做什麼……自閉症孩子如果不提前知道後續的事情，不安和緊張感就會襲來。因此要決定好事情發生的順序，讓自閉症孩子提前瞭解。（如圖5-26所示）

製作易懂的時間表和計畫表，並提前告知，對自閉症孩子來說尤為重要。雖然學校一般會貼出時間表，但自閉症孩子的時間表要格外加上開始的時間。對於低年級識字量少的學生，可以用時鐘的圖來表示。上課的地點，教室、體育館、音樂教室之類的，也要在計畫表上做好標記。此外，計畫表上還要有像體育課前換衣服的時間之類細緻的特定行為。

時間表要貼在自閉症孩子方便看到的地方，不要隨意更改位置。要做到孩子無論何時，去同樣的地方，都可以看到它。當然，將時間表製作成便於攜帶的樣式，讓孩子隨身攜帶，不論什麼時候都可以看，也是很好的方法。

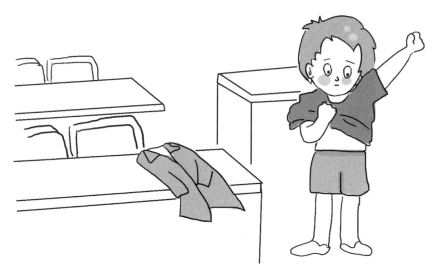

圖5-26 時間表的制定

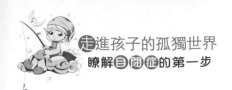
5.使自閉症孩子不知所措的學校活動

　　自閉症孩子會逐漸習慣剛開始存在一些困惑的學校生活，漸漸安下心來學習。這時，例外的學校活動會擾亂孩子的節奏感，例如運動會、遠足、同樂會等。平時讓正常孩子感到高興的校園活動，對自閉症孩子來說，確實是非常無秩序的活動。（如圖5-27所示）

　　活動安排好了要盡可能提早告訴孩子。為促進其理解，可用圖畫及照片進行詳細說明。通過視覺上來展示，自閉症孩子比較容易接受。此外，預定的變更也要像活動一樣，預先仔細地告訴孩子。不過也存在特殊情況，即使完全告知了孩子，他們也無法接受改變，這種時候不能採取強制手段。如果自閉症孩子對活動還是存在一定興趣的話，可讓他在自己可接受的空間遠遠地看著活動的進行。

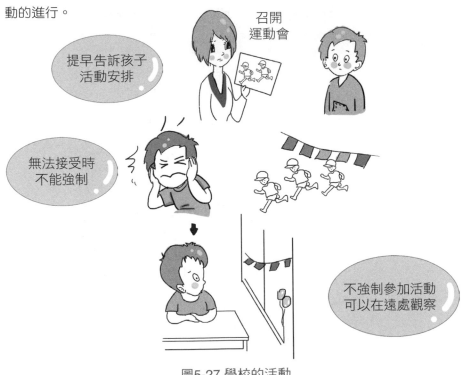

圖5-27 學校的活動

6.按照步驟一步步給出指示

　　通常自閉症孩子一次接受兩個以上的資訊就會陷入混亂。比如「如果……做……結束之後請交上來」之類的指示，一下子說了好多事情，自閉症孩子搞不清順序就會陷入恐慌。因此，要先教給孩子首要的順序，記住之後再教他進行下一步的順序，像這樣按照步驟一步步給出指示是很重要的。

　　給出指示，強調指示的時候，不要使用「不行」、「不要」、「絕不可以」之類制止的詞彙，因為只給否定的指示卻不告知什麼是可以做的，也會讓自閉症孩子不知所措。正確的指示如：「停止」、「坐下」、「到這邊來」，這樣具體一些。（如圖5-28所示）

　　孩子遵守指示時，不要忘記給孩子鼓勵。被表揚的話，孩子會理解這是被期待的行為，漸漸不需要指示，孩子自己也會按順序做事情了。

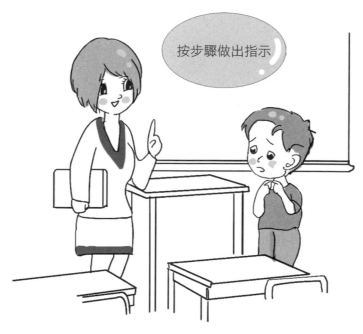

圖5-28 指示和注意的表示方法

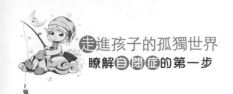

7.發展孩子在擅長科目上的能力

自閉症孩子擅長的、喜歡的科目，不擅長的、討厭的科目，很顯而易見。遇到容易做、擅長和喜歡的事情，他們會專心去做，對不擅長和討厭的事情則不予理睬。（如圖5-29所示）

針對這樣的孩子，不擅長的科目和討厭的科目就算強制他也不會喜歡。雖然學習不擅長的科目對自閉症孩子有好處，但也會讓他產生無聊感，從而降低他做事情的積極性。

面對自閉症孩子，試著將他感興趣的科目和喜歡的科目組合在一起，重點培養發展他這種能力，使他在擅長的領域獲得成功，從心底產生成就感，變得更有信心，做事情的興趣也會隨之增加。

感興趣和喜歡的科目，會讓自閉症孩子的學校生活更加充實。

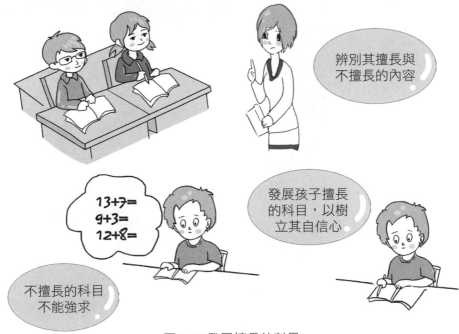

圖5-29 發展擅長的科目

8. 用「絕對評價」去評價自閉症孩子

我們對普通孩子的評價，一般和他班級的平均值相比較，從而得知孩子的大致水準。這種方法叫做「相對評價」。但對於自閉症孩子來說，使用「相對評價」是不正確的，得出的答案並不具有代表性。（如圖5-30所示）

為自閉症孩子做評價時，不應將他放在正常孩子組成的集體中去評價他的表現，而是要將孩子自身現在的表現與他過去的表現進行對比，來衡量他是否成長。這種評價方法叫做「絕對評價」。

對於自閉症孩子，需要根據個別不同的狀況制定評價標準。將之後與之前的情況進行對比，你會發現孩子的理解能力有所提高，之前無法完成的事情現在能很好地完成了，此時要毫不猶豫地對他進行表揚，從而讓孩子在以後的日子裡更有動力。

孩子們熱衷於周圍人的讚揚，這些鼓勵支持的話語，可以讓孩子收穫成就感，讓孩子努力起來更有動力。

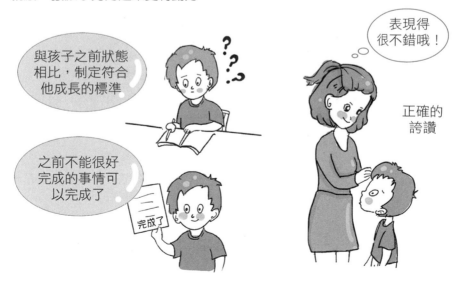

圖5-30 採用絕對評價方法

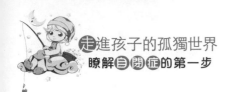

③ 社會對自閉症孩子的支持

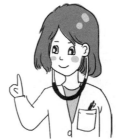

對待自閉症家庭，社會
可不能袖手旁觀！

　　當今社會人們時常面臨著諸多壓力，陷入不同困境，此時社會支持尤為重要，而對於有自閉症孩子的家庭來說，社會支持是幫助他們走出困境，減緩壓力的重要途徑。研究顯示，應對資源是影響自閉症孩子家長壓力的主要變數，所獲得的社會支持越多，父母的壓力就會相應減小。人本來就是群居動物，而自閉症家長這一特殊群體，因其自身所產生的各種悲觀消沉，心理承受能力下降等因素，更需要在社會中獲取安全感與幫助。

　　社會對於自閉症患者家庭的支持主要分為以下三個方面。

1. 客觀支持

　　目前，對於自閉症患者的社會支援途徑主要來自政府、學校、企業、愛心團體等，而客觀支持又包括了社會福利待遇、方針政策、輿論導向等。由於大部分社會支援來源存在著不同程度的缺失，每個自閉症孩子所獲得的客觀支持存在差異，因此產生的影響也不同。

　　社會支持度高的家庭大多會擁有積極樂觀的心態去面對未來可能遭遇的一切，從而使家庭氛圍更加和睦，利於患者身心成長；而社會支援度較低的家庭可能因為無法建立良好的疾病應對心理，找不到安全感、認同感而過於消極，並使得家長將現在不良處境的責任推給患者，影響其康復。

2.主觀可感受到的支持

　　主觀感受主要指人類對刺激物的感覺能力，它的大小隨主體及客體的變化而變化。對於自閉症家庭而言，情感上的支持便是主觀可感受到的支持，這包括日常在社會中得到的理解、尊重等，個體的主觀感受影響著主觀可感受到的支持。一般情況下，社會支援力度越大，家庭總體感受性越高。家庭中也同樣，主觀體驗感受性大的成員占主導時，家庭成員對社會支持的整體感受性就越高。

　　對社會弱勢群體的保護程度是衡量社會文明的標誌之一，因此社會大眾也要盡可能地給予自閉症患者及其家庭成員關懷，避免自閉症患者在社會中產生不必要的創傷。

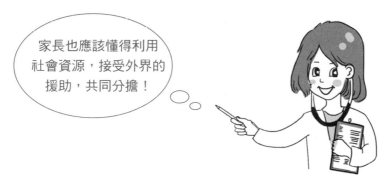

家長也應該懂得利用社會資源，接受外界的援助，共同分擔！

3. 對支持的利用程度

　　在相同的社會支持條件下，不同的家庭也對此有著不同的利用程度。比如部分家庭明明知道政府相關政策資源，卻不加以利用，並拒絕外界的援助，而有些家庭則會把握機會並充分利用，其生活品質與心態也會隨著利用程度而隨之轉好。

國家圖書館出版品預行編目資料

走進孩子的孤獨世界：瞭解自閉症的第一步 /
賈美香, 白雅君著. -- 初版. -- 新北市：金塊文化, 2018.0 7
面；　公分. -- (實用生活；39)
ISBN 978-986-95982-3-1(平裝)
1.自閉症 2.特殊兒童教育
415.988　　　　　　　107009944

實用生活 39

走進孩子的孤獨世界——瞭解自閉症的第一步

金塊 文化

作　　　者：賈美香、白雅君
發 行 人：王志強
總 編 輯：余素珠
美 術 編 輯：JOHN平面設計工作室

出 版 社：金塊文化事業有限公司
地　　　址：新北市新莊區立信三街35巷2號12樓
電　　　話：02-2276-8940
傳　　　真：02-2276-3425
E - m a i l：nuggetsculture@yahoo.com.tw

匯 款 銀 行：上海商業銀行 新莊分行（總行代號 011）
匯 款 帳 號：25102000028053
戶　　　名：金塊文化事業有限公司

總 經 銷：創智文化有限公司
電　　　話：02-22683489
印　　　刷：大亞彩色印刷
初 版 一 刷：2018年7月
定　　　價：新台幣270元